小撇步 68個 解決常見惱人的各式疼痛

食療

穴位按摩

健康操

解痛妙方，
和緩常見的
牙痛、落枕
岔氣、經痛、便祕……
都有詳細解說！

目錄 contents

Part1 頭頸部疼痛 STOP!

第一章 解決頭部、面部疼痛小妙方

第二章 解決口腔、咽喉疼痛小妙方

第三章 解決頸部疼痛小妙方

Part2 軀幹疼痛 STOP!

第四章 解決胸、腹、臀部疼痛小妙方

第五章 解決五臟疼痛小妙方

第六章 解決肩背疼痛小妙方

第七章 解決腰部疼痛小妙方

Part3 四肢疼痛 STOP!

第八章 解決上肢疼痛小妙方

第九章 解決下肢、足部疼痛小妙方

Part 1
頭頸部疼痛 STOP！

第一章／解決頭部、面部疼痛小妙方

第二章／解決口腔、咽喉疼痛小妙方

第三章／解決頸部疼痛小妙方

第一章
解決頭部、面部疼痛小妙方

緊張性頭痛：薄荷川芎汁滴鼻

緊張性頭痛又稱「肌收縮性頭痛」，是由於頭部與頸部肌肉持久的收縮所致。長期工作緊張、姿勢不對、頭頸部肌肉緊張、痙攣性收縮等均可導致頭痛，中醫常稱之為「頭風」，主要病因為風邪上擾、肝鬱化火，是心理與身體共同「緊張」所造成的一種疾病，為常見的「都市病」。此症多見於伏案工作或長期操作電腦，工作壓力比較大的人，女性罹患機率會更高，約占 75%。

症狀：發作時整個頭部及頸部都會感到撕扯般疼痛，若不加以治療，會經常、反覆發作，影響整個人的精神狀態，進而威脅身體健康。

實用小妙方：薄荷＋川芎 熬汁滴鼻

做法：將薄荷與川芎二者等量熬汁，按照 1:15 的比例與水混合，仰面滴鼻，每天 2 ～ 3 次，一次 5 分鐘。

中醫認為，薄荷味辛、性涼，無毒，歸肺、肝經，清香升散，既能夠疏散風熱，又能清肝解鬱。而川芎辛香發散，能行氣開鬱、祛風止痛，很早就被用來治療頭痛等病症，在金代醫籍《醫學啟源》裡就有川芎「補血，治血虛、頭痛」的記載。少量的川芎揮發油對大腦的活動具有抑制作用，對呼吸中樞、運動中樞及脊髓反射中樞則具有興奮作用。

這個止痛方法簡便易行、見效快，可以說是緊張性頭痛患者的必備良方。另外，緊張性的頭痛並非器質性的病變，關鍵還是要在日常生活中注意調理，才能預防頭痛發生。

貼心小提醒：

* 保持心情放鬆，合理安排工作與休息的時間。
* 注意飲食營養，可多食酸味和甜味的食物，如番茄、百合、青菜、草莓、橘子等，忌食辛辣、油膩食物。
* 不要長時間坐在電腦前，要多到戶外走動。
* 工作時要端正坐姿，並經常改變姿勢，每隔 45 分鐘稍做休息。

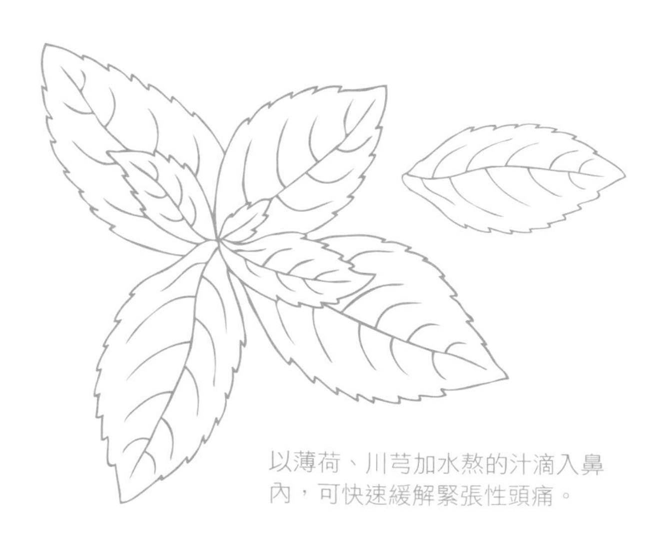

以薄荷、川芎加水熬的汁滴入鼻內，可快速緩解緊張性頭痛。

偏頭痛：白蘿蔔汁滴鼻

偏頭痛是臨床上一種常見的慢性神經血管性疾患，西醫稱之為「神經性頭痛」。根據頭痛發作前有無先兆症狀，可分為先兆性偏頭痛（即經典型偏頭痛）和無先兆性偏頭痛（即普通型偏頭痛）兩種。因其發病率高且不易根治，對患者的生活常造成很大的困擾。

症狀：偏頭痛通常在白天發作，頭痛的部位大多局限於頭部一側，表現為一跳一跳地疼痛。有的患者每次頭痛部位會不一樣，每次發作通常會持續一段時間，並可能伴有噁心、嘔吐等症狀，安靜的環境和適當的休息可以緩解頭痛。

實用小妙方：白蘿蔔擠汁 滴鼻孔

做法：取白蘿蔔一塊，洗淨、去皮、切碎後，用潔淨紗布包緊，擠出汁液。患者頭向後仰，將3～5滴白蘿蔔汁滴入鼻孔中，左側偏頭痛滴右鼻孔，右側偏頭痛滴左鼻孔，一天2次。

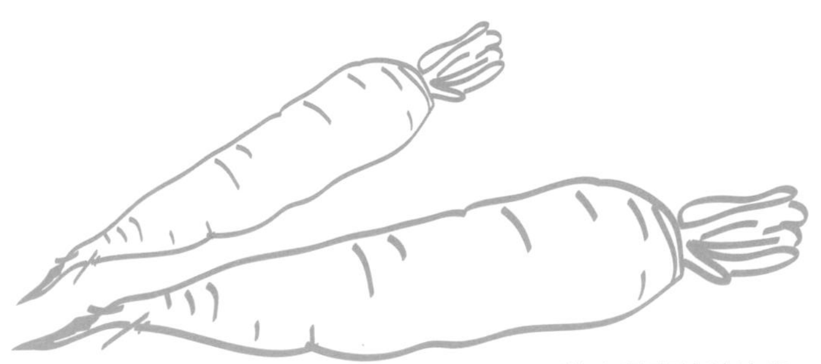

將白蘿蔔擠汁滴鼻，是改善偏頭痛的簡便方法。

此妙方以兩週為一療程，一般使用 1～2 個療程即可。中醫藥經典《本草備要》一書中，有「王荊公患偏頭痛，搗萊菔汁，仰臥，左痛注右鼻，右痛注左鼻，或兩鼻齊注，數十年患，二注而愈。」的記載，其中提到的「萊菔汁」就是白蘿蔔汁。

白蘿蔔汁，辛甘、性涼，內含天然芥子油，入藥有消炎、疏氣、化瘀、止痛之效。滴入鼻腔後，白蘿蔔汁可以經由鼻黏膜被人體迅速吸收，改善腦部血液循環，緩解頭部因氣滯血瘀而引起的頭痛症狀。

貼心小提醒：

* 自製白蘿蔔汁時，要注意衛生，避免因白蘿蔔汁不乾淨而引起鼻腔、鼻竇感染，若鼻腔裡有傷口或潰瘍時勿用此法。
* 如果手邊沒有製作白蘿蔔汁的工具，也可將白蘿蔔皮剪碎，貼在患者頭部兩側的太陽穴處，也有一定療效。

針眼：金銀花、白菊花內服外敷

在我們生活周遭，很多人都得過針眼。針眼就是在眼瞼上長個硬結，紅紅的，有微微的疼痛感，在醫學上叫做瞼腺炎，又稱為麥粒腫，是指化膿性細菌侵犯眼瞼腺體而引起的一種急性炎症。

症狀：眼瞼局限性紅腫、疼痛，局部有小硬結，並有壓痛。嚴重時整個眼瞼紅腫，患側耳前淋巴結腫大，有壓痛。

實用小妙方 1：金銀花熱敷患處

做法：取約 30 克金銀花用水煎煮，然後去渣，將毛巾在金銀花水中浸泡後敷在患處，敷一會兒把水擰出再浸，再敷，反覆數次，每天做 1 ～ 2 回。

金銀花的藥用價值相當高，被譽為「藥鋪小神仙」，是享譽世界的養生保健名花。

古代醫學認為，金銀花性寒、味甘，不僅可以疏風散熱，還可以清熱解毒。現代醫學認為，金銀花可以殺菌、消炎，對癰腫疔瘡、腸癰、肺癰有較強的散癰消腫功能，對鏈球菌、葡萄球菌等都有抑制作用。針眼其實就是熱毒，特別適合使用金銀花來治療。

實用小妙方 2：白菊花內服外敷

做法：用水煎白菊花，將第一次水煎的藥汁內服，第二次水煎的藥汁外敷，早晚各一次。

白菊花味甘苦、性微寒，入肝經和肺經，可以疏風散熱、平肝明目、解毒降壓，主治風熱感冒、頭痛眩暈、目赤腫痛、眼目昏花等疾病。此方透過內服外敷的方式，可以有效地治療針眼，尤其適合那些病症已經較為嚴重，體內熱毒較盛的患者。

貼心小提醒：

＊ 天天對著電腦工作的上班族，平時就應該多喝些菊花茶，因為電腦是「吸血鬼」，會把你的氣血都「吸」跑了，讓你的臉色變得越來越暗黃，眼睛越來越沒神，因此得養肝，因為肝是藏血的臟器，肝養好了，血氣自然就上去了，眼睛也明亮了。

＊ 沖泡菊花茶非常簡單，取幾朵菊花和枸杞放在杯子裡，然後沖溫開水即可，如果覺得味道太淡，可以放幾顆冰糖，冰糖也具有降火的作用。

＊ 選擇菊花泡茶的時候，可以買黃山貢菊，這種菊花較常見，花朵是白色的，蒂是綠色的，其清肝明目的效果在菊花中比較好。

眼睛痛：雙手敷眼輕按摩

眼睛是靈魂之窗，也是人體最容易受到外界刺激的器官，因其痛覺靈敏，任何微小傷害刺激到眼部神經，都會引起眼痛。很多在電腦前工作的人經常抱怨自己「眼睛痛」、「眼睛乾燥」，但從來沒有當一回事兒，其實，當出現這種感覺的時候，你的眼部肌肉已經過勞了。

眼睛疲勞可分為調節性眼睛疲勞、肌性眼睛疲勞和神經性眼睛疲勞 3 種，除了神經性眼睛疲勞外，其他兩種都可能導致近視、散光或左右眼度數不同的老花眼等，嚴重的還會引起眼部的其他病變，造成失明。

症狀：因用眼過度，雙眼出現酸澀、刺痛、牽扯痛、壓痛、脹痛等感覺，嚴重的還會伴有視力下降，看東西模糊不清，自覺眼前黑影飄動，猶如蚊蠅飛舞，頭痛、頭重、肩膀僵硬等症狀。

實用小妙方：熱掌心貼眼或雙手按摩眼睛

做法：端正坐姿，掌心相對，用力摩擦雙手，使掌心發熱。閉住雙眼，將發熱的雙手掌心輕貼於眼上，也可將雙手同時向內輕輕旋轉，按摩眼部。每天早晚各做一次。

上述動作可反覆多次，直到雙眼感到舒適為止。另外，使用這個妙方時，在按摩過程中，每個動作儘量慢慢地做，雙手按壓眼球力量不可過大。

引起眼睛痛的原因有很多，如果在採取這些措施後，症狀仍然得不到緩解，一定要及時到醫院就診，以免耽誤治療。

貼心小提醒：

* 睡眠充足，勿熬夜。
* 保持正確坐姿，書本與眼睛間相距 30 公分。
* 看書時光線要充足，書桌檯燈 40 ～ 60W 為宜，日光燈以 20W 為宜。
* 無論是看書、玩電腦還是看手機，都不要持續時間過長，每隔半小時或 1 小時休息片刻。
* 補充維生素 A 和胡蘿蔔素（肝臟、蛋黃、全脂牛奶、各種深綠色葉菜、橙黃色蔬菜和水果）；維生素 B 群（蛋黃、牛奶、動物內臟、瘦肉、豆類、粗糧、全麥食品等）；鈣和鋅等礦物質（牛奶、豆腐、貝類、魚類、黑芝麻、核桃等）。

護眼小偏方：

* 喝熱茶或喝熱水時，可利用熱茶或熱水的水蒸氣來熏眼睛，可以緩解眼睛的不適，但要注意水溫和熏蒸時的距離，避免灼傷。

急性結膜炎：菊花水洗眼睛

一般來說，急性結膜炎包括急性卡他性結膜炎、流行性出血性結膜炎、流行性角結膜炎等，其中以急性卡他性結膜炎，也就是細菌感染最為多見，通常在春、夏季節最易流行。

急性結膜炎的傳染方式主要是接觸傳染，凡是患者使用過的物品都沾有病原體，如果健康的人不小心接觸了這些物品後，再去揉眼睛，就會被傳染。如果急性結膜炎患者去公共游泳池游泳，也會將病毒傳給他人，造成交叉感染。另外，除了接觸過患者使用過的東西外，長時間緊張用眼，粉塵、煙霧和其他類型的空氣汙染，太陽對眼睛所造成的強烈不適的光感刺激，眼睛自身免疫力降低等，都會增加罹病的風險。

症狀：多為雙眼發病，患者眼睛出現燒灼感，隨後出現畏光、眼紅、眼痛、眼皮紅腫、眼內分泌物增多等症狀。嚴重時可伴有頭痛、發熱、疲勞、耳前淋巴結腫大等症狀。

實用小妙方：自製菊花水 熱熏或洗眼

做法：取野菊花 100 克，用水煮開或以熱開水泡 5 ～ 10 分鐘後，服用一碗，待剩下的野菊花水冷卻後，用此水沖洗眼睛，使藥液滲進眼皮內側，並洗淨眼裡分泌物，約沖洗 5 分鐘，每天 2 ～ 3 次。

使用這個妙方，一般當天就會見效，持續幾天，便可痊癒。如果患者怕水，也可趁熱用野菊花水的熱氣熏眼 10 ～ 15 分鐘，也同樣有效。

不管急性結膜炎是細菌感染還是病毒感染，都可採用這種「眼浴」。這種方法除了可以治療急性結膜炎外，也可治療針眼。

中醫認為，急性結膜炎是由於外感風熱邪毒所致，應該驅風散邪。野菊花又名苦薏、野山菊，是一味清熱解毒的中藥，含有豐富的黃酮類化合物，具有抗菌、抗病毒的作用。在醫院治療紅眼病，有時也會將野菊花水用超音波霧化機霧化後，噴入患者眼中進行治療。

貼心小提醒：

* 飲食方面須以疏風、清熱、解毒的食物為主，如冬瓜、苦瓜、綠豆、荸薺、香蕉、西瓜等，不要吃蔥、韭菜、大蒜、辣椒、羊肉等辛辣刺激食物和海鮮類，以免加重病情。
* 做好個人衛生，勤洗手、洗臉，不用手或衣服揉眼睛；患者所用的毛巾、手帕、臉盆、眼鏡等物品，要及時消毒並與別人分開；出門戴太陽眼鏡，避免強光及風沙的刺激；患病期間不能戴隱形眼鏡和假睫毛；眼部不能化妝。家中若有寵物，要按時給寵物洗澡消毒。
* 日常生活中，若與病人或病人接觸過的物品接觸後，須立即洗手、消毒，不與他人共用毛巾、手帕等私人物品，在結膜炎流行期間，儘量少去或不去游泳池、理髮店、旅館等公共場所，在游泳前後滴 1～2 滴抗生素眼藥水，以預防染病。

航空性中耳炎：捏鼻閉口鼓氣

坐飛機時，隨著海拔高度的增加，大氣壓力逐漸降低。飛機在升降時，如果人的耳咽管調節功能正常，再加上人主動的通氣動作，耳內鼓膜內外的氣壓就能夠達到平衡，這時就算出現耳脹的感覺或者輕微的聽力障礙，都是正常的現象，不至於傷害到聽力。但是如果我們的聽力器官本身有病變，或者不能很好地去適應氣壓變化，人的鼓室內就會因為內外壓不平衡而形成相對的負壓狀態，從而造成鼓膜內陷，外界氣體無法進入鼓室，並引發航空性中耳炎。

航空性中耳炎的治療原則是，主動透過調節氣息來幫助耳內鼓膜內外氣壓取得平衡，避免氣壓驟變對聽力器官造成損害。

症狀：乘坐飛機時耳朵出現堵塞感、耳鳴、耳痛、聽力下降、眩暈等不適。

實用小妙方：飛機起降時，捏鼻閉口鼓氣

做法：在飛機起降時，深吸一口氣，同時用兩根手指捏緊鼻孔，並緊閉嘴巴，用力把這口氣在口、鼻、耳處向外頂住，把鼓膜鼓起。

在飛機升降時，外界氣壓變化明顯，內耳組織無法迅速做出反應，最容易引起耳痛，我們一般透過打哈欠、咀嚼、吞嚥等動作就可以緩解或消除這些症狀。咀嚼、吞嚥是最常規的預防辦法，因為咀嚼糖果或者口香糖就會使咽鼓管張開，有助於耳朵局部的肌肉運動，使咽鼓管

內的壓力及早做出調整。但是如果感覺症狀仍得不到改善，那麼此時最宜透過上述「捏鼻閉口鼓氣法」來主動調節耳鼓室內外的氣壓。

運用此法時要注意，捏緊鼻孔的手指一定不要鬆開，嘴巴也一定不要張開，更不要把閉塞的空氣「嚥下去」，向下轉移到肺裡。

下列人搭機要注意：

1. 患有鼻炎、鼻竇炎等鼻腔疾病的人。因其咽鼓管較健康人更容易被堵塞，所以會體會到氣壓變化帶來的耳部劇烈疼痛。
2. 正在感冒或患有其他呼吸道疾病的人。因為感冒往往伴有鼻塞，此時若乘坐飛機，咽鼓管也易被堵塞而產生較劇烈的疼痛。
3. 青少年。因為他們的咽鼓管還沒有發育成熟。
4. 曾經罹患航空性中耳炎的人。因為自身的體質原因，再次乘坐飛機時復發機率較大。

貼心小提醒：

＊ 在飛機降落時不要昏睡，不斷採用吞嚥法或者是捏鼻閉口鼓氣法來保護雙耳。另外，飛行減壓耳塞對緩解耳鳴、耳痛等症狀也有一定的效果。

腮腺炎：芙蓉花消腫解毒

腮腺炎一般多是在青少年時期發病。得了腮腺炎，臉部和脖子都會腫脹起來，表面發熱疼痛，張口或者吃東西時疼得更加嚴重。

得了腮腺炎並不可怕，可怕的是它可能會引發各種併發症。比如兒童患病容易引發無菌性腦膜炎，成人患病則可能會引發卵巢炎、睪丸炎、胰腺炎等。

症狀：脖子和臉部腫脹、疼痛。

實用小妙方 1：芙蓉花＋夏枯草＋蛋白敷患處

做法：將適量的芙蓉花和夏枯草研磨成細末，然後再用蛋白調成糊狀，敷在腫痛的部位，每天 3 ～ 4 次。

治療腮腺炎最重要的就是清熱解毒、散結消腫，此時可以用芙蓉花。中醫認為，芙蓉花和葉子均可入藥，味微辛、性涼，入心經、肝經和肺經，具有消腫解毒、散瘀止血的作用，可以治療大小癰疽、腫毒惡瘡。

正如李時珍所說：「其方治一切癰疽發背，乳癰惡瘡，不拘膿已成未成，已穿未穿，並用芙蓉，或根，或花，或生研，或乾研末，以蜜調塗於腫塊四周，中間留頭，乾則頻換，初起者，即覺清涼，痛止腫消已成者，即膿聚毒出已穿者，即膿出易斂。妙不可言。」清代著名醫學家黃元禦在《玉楸藥解》中說：「木芙蓉，清利消散、善敗腫毒，一切瘡瘍，大有捷效，塗飲俱善。」另外，夏枯草也具有清火、止痛、散結、消腫之功效，與芙蓉花搭配使用，可以更好地發揮藥效。

實用小妙方 2：仙人掌＋芙蓉葉敷患處

做法：將仙人掌和芙蓉葉一起搗爛，然後敷在患處，每天 3 ～ 4 次。

仙人掌汁液也有散瘀解毒、消腫止痛、清熱透表的功效，將仙人掌和芙蓉葉一起搗爛，然後敷在患處，也有很好的治療作用。

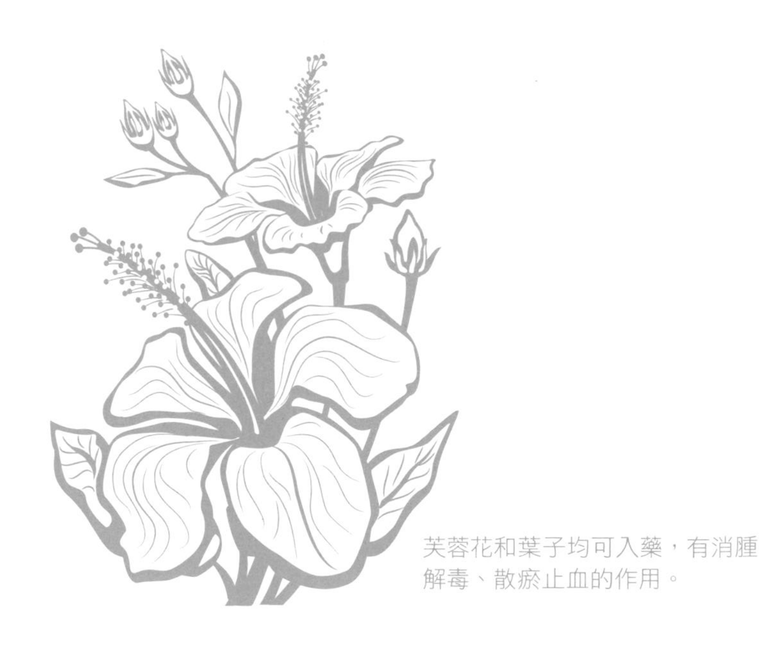

芙蓉花和葉子均可入藥，有消腫解毒、散瘀止血的作用。

三叉神經痛：按兩穴止痛

在人的面部分布有三叉神經和面部神經，其中三叉神經是人感知冷熱、疼痛的感覺神經系統，一旦受到侵襲，人就會感到臉部有被割或針扎般的疼痛；而面部神經是支配臉部運動的，一旦損傷，除了難以忍受的疼痛，還會伴有臉部痙攣所導致的不自然表情。雖然臉部的痙攣和疼痛不會危及生命，可一旦發作，疼痛難忍並影響形象，會使患者感到非常痛苦。其中尤以三叉神經痛發病率最高，是面部疼痛的主要元兇。

三叉神經的疼痛部位有 3 個分支，第一支支配前額，第二支支配眼眶下方的面部，第三支支配下頜。疼痛經常從三叉神經的一個分支開始，逐漸擴散：如果起於第一支，發痛部位為前額、上眼瞼、眼球及鼻部；如果起於第二支，發痛部位為上嘴唇、下眼瞼、鼻翼、上頜、上牙及牙齦；如果起於第三支，發痛部位為下嘴唇、耳前、頦部（下巴）、下牙及其對應的牙齦與舌的區域。少數病例可出現疼痛蔓延至 3 個分支。

症狀：面部突發性疼痛，多為一側，發病時疼痛劇烈，嚴重時伴有面部抽搐、流淚、流口水、面部潮紅、結膜充血變紅等症狀。多為驟然發病，無任何先兆，可持續幾年或數十年不癒。

實用小妙方：按壓頭維穴、聽宮穴

做法：保持正坐、仰靠或仰臥姿，按壓「頭維穴」和「聽宮穴」，均勻呼吸，在吐盡空氣同時，用雙手拇指指腹強壓穴位，每秒按壓一次，反覆 20 次。

「頭維穴」在頭側部髮際裡，位於額角髮際線上 0.5 寸，頭正中線旁開 4.5 寸之處（嘴張合時此處肌肉也會動），主治臉部痙攣、疼痛等面部疾病。「聽宮穴」位於耳屏前，與耳垂平行的缺口凹陷處，主治耳鳴、三叉神經痛、頭痛、頭昏目眩等病症。

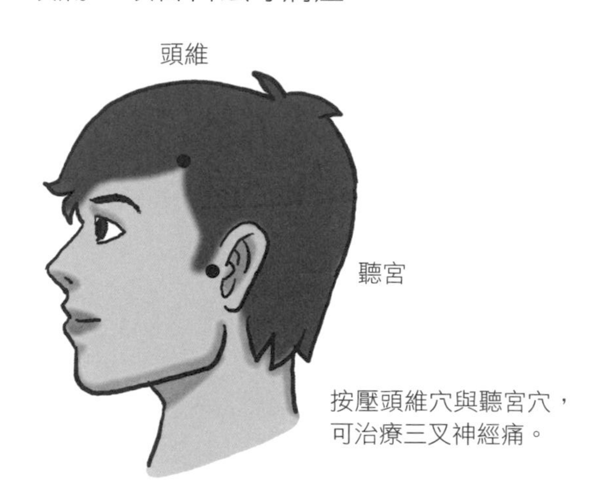

兩個穴位可同時按壓，在指壓同時張口喊「啊」，藉聲音使鼻眼震動，效果更佳。

貼心小提醒：

* 日常飲食應以清淡為主，少量多餐，多吃高蛋白的流質食品，如牛奶沖藕粉、牛奶沖蛋花等半流質、有飽腹感的食物。
* 補充鈣和維生素 B 群，如排骨、深綠色蔬菜、蛋黃、海帶、芝麻、胡蘿蔔、西瓜、乳製品等，都能促進臉部肌肉和神經功能恢復。

季節性鼻痛：熱水熏鼻

每年進入秋冬季節，就到了耳鼻喉科醫生最忙的時候，因為鼻子疼痛不適到醫院看病的人數，比平時增多了好幾成。很多人到了這個季節，都會有這種感覺：早上起來覺得鼻子特別乾，鼻腔隱隱作痛，外出不到半天的時間，鼻子就堵得難受，連呼吸都不順暢。但如果用手將分泌物摳出來，鼻子反而更痛，有時還會在鼻腔裡隆起一個小包，疼得連吃飯、洗臉都要小心翼翼，覺得自己「上火」了。

出現鼻子疼痛的症狀，可能有以下幾種原因：

1. 鼻黏膜微小血管損傷。
2. 鼻竇炎、鼻炎等鼻部疾病。
3. 毛囊炎。

我們在秋冬季節感到的鼻乾、鼻痛多是乾燥性鼻炎或鼻前庭炎的症狀，可以根據疼痛的具體位置加以判斷：如果是手指不能觸及的鼻腔後段疼痛，大多是乾燥性鼻炎；如果是手指可以觸及的「鼻孔」內側疼痛，則多半是鼻前庭炎。

症狀：鼻子發炎、疼痛。

實用小妙方：熱水熏鼻 10 分鐘

做法：倒一杯熱水，放於鼻腔下方，透過鼻子和嘴巴交替吸氣、呼氣的方法，讓水蒸氣進入鼻孔內部，這樣保持呼吸 10 分鐘左右。

鼻子之所以在秋冬會變得異常脆弱，是因為秋冬天氣乾燥，空氣溼度小，加上一天之內溫度變化較大，人體鼻腔內的毛細血管為了適應外部氣溫忽冷忽熱的變化，一會兒舒張，一會兒收縮，使鼻腔黏膜變得脆弱乾燥。

鼻腔在正常情況下是溫暖濕潤的，當冷空氣進入鼻腔，鼻腔內的血管會給空氣補水補暖，再進入呼吸道和肺內，但到了冬天，隨著空氣中溫度和溼度下降，人體內血液循環減弱，加上秋季風沙大，外界的粉塵顆粒在鼻毛的作用下在鼻腔內積聚，形成鼻痂，如果一不小心摳破了，就會引起鼻黏膜血管損傷，造成出血，引發炎症。如果輕忽它，鼻內炎症就可能轉化為鼻黏膜糜爛或潰瘍，嚴重者甚至有鼻中隔穿孔的危險。

這個「熱水熏鼻」法取材方便、操作簡單，沒有任何副作用，效果卻非常顯著。可以讓水蒸氣充分散布到鼻腔深處的皮膚，使鼻腔內黏膜恢復溼潤狀態，還可擴張鼻腔毛細血管，改善鼻腔內血液循環，鼻子立刻舒服很多。

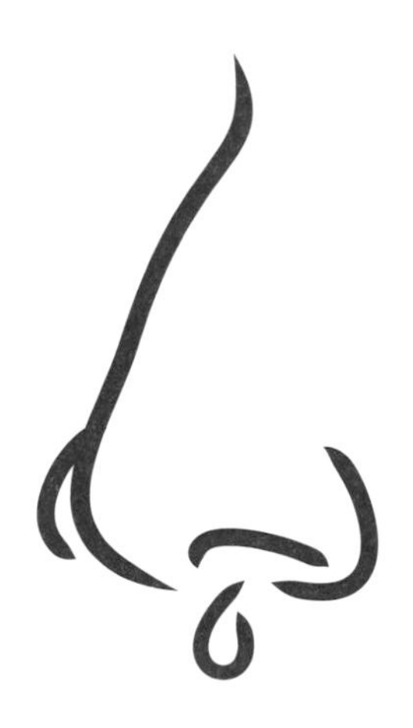

秋冬季節鼻子容易乾、痛，不舒服，以熱水熏鼻可改善不適感。

法國一位醫生曾經做過實驗，他用特製的醫療器械將 42℃的水蒸氣送入人鼻腔內，連續 2～3 次，每次 30 分鐘，使鼻腔內溫度升高，結果發現，這種方法不僅補充了鼻腔水分，還可有效殺死鼻腔內絕大部分病毒和細菌。

除了「熱水熏鼻」法，還可在鼻腔內滴入 1～2 滴偏油性物質，如薄荷油滴鼻劑，緩解鼻腔內乾燥情況，或用棉棒沾生理食鹽水清洗鼻腔內部，都可以有效緩解鼻痛症狀。

貼心小提醒：

* 熱水熏鼻過程中，如水溫過高，要特別注意呼氣、吸氣力度，使呼吸由淺至深，避免鼻腔因一瞬間呼入溫度過高熱氣而熱傷鼻子。
* 避免長時間待在乾燥、多風沙、多灰塵的環境中。
* 多吃富含維生素的蔬菜水果，如白蘿蔔、番茄、蓮藕、銀耳等，少吃辛辣、煎炸等刺激性食物，戒菸酒。
* 平時若感到鼻子不舒服，可在早上起床後，用雙手食指指腹在鼻梁兩側上下摩擦，促進鼻腔內血液循環，提高鼻子防寒能力，年輕人還可嘗試用冷水洗臉，增強鼻子對冷空氣的適應能力。

第二章
解決口腔、咽喉疼痛小妙方

咽喉痛：鹽水漱口喝蛋清

在日常生活中，引起咽喉腫痛、聲音沙啞的原因有很多，風熱感冒、扁桃腺發炎、咽喉炎、用嗓過度等都有可能引起咽喉不適。因為在我們的咽喉、扁桃腺內平常就存在著不少細菌、病毒，相當於中醫所講的「邪氣」，只是一般情況下，由於人體的正氣充足，邪氣就成不了氣候，但當人長期熬夜、勞累或緊張的時候，人體免疫力就會下降，引發咽喉炎、扁桃腺炎等。

如果咽喉痛得特別厲害，伴有高燒、吞嚥困難，或者疼痛時間持續特別久，超過 3 周以上，那麼可能不只是單純感冒或是發炎而已，應趕快到醫院診治。若只是感冒或扁桃腺發炎等引起的咽喉不適，就可以用小妙方自己來解決。

症狀：咽喉腫痛、聲音沙啞。

實用小妙方 1：睡前喝熱茶 + 蛋清

做法：將一匙綠茶，加入 500 毫升水煮沸，再以小火續煮 10 分鐘後關火。拿一個雞蛋，取出蛋清，加點冰糖，用筷子快速攪拌成泡沫狀，將煮沸的茶水沖入蛋白沫中，臨睡前趁熱喝完。

記得，蛋白沫要全部吃下。因為蛋白沫會一直在喉嚨處滋潤，第二天清晨，喉嚨疼痛乾燥的症狀就會得到明顯改善。

白天的話可以簡化，不用煮茶水，直接將蛋清加冰糖攪拌成泡沫備用。

當喉嚨不舒服的時候，含上一口，慢慢吞嚥，對止咳潤喉非常有效。此外，也可以配合用一些中藥，如金銀花、板藍根、牛蒡子，直接代茶飲用，這些中藥都有清熱解毒、利咽消腫的功效。

中醫認為，蛋清性微寒、味甘，有潤肺利咽、清熱解毒的功效。《本經逢原》稱其能「治少陰病，咽中傷生瘡，不能言語，聲不出者。」現代醫學認為，雞蛋清富含蛋白質和人體必需的 8 種氨基酸以及少量醋酸，具殺菌、消炎、增強免疫力的作用，還能促進唾液分泌，滋潤咽喉。茶水也有一定的消毒殺菌作用，對咽喉腫痛有輔助治療效果。而冰糖性平、味甘，具有潤肺、止咳、化痰和降火的作用，還能調和蛋清的味道，讓它更容易嚥下。

實用小妙方 2：用鹽水漱口

有些人不喜歡蛋清的腥味，或是對雞蛋過敏，可以用濃鹽水漱口。

做法：用沾了濃鹽水的棉棒，伸到舌頭根部輕輕地點幾下，慢慢地吞嚥，咽喉部感到鹹味，就會受刺激產生口水，再慢慢地嚥下去，一天 3 ～ 5 次。

使用濃鹽水漱口時，鹽水濃度沒有一定標準，大致感覺鹹得有點發苦，就差不多了。更簡單的方法是，先用熱水泡一杯濃鹽水，待涼後就開始漱口腔、咽喉，約 20 秒，然後吐掉，一天數次，就能明顯改善，連續 3 ～ 5 天就能完全好了。

咽炎：舌根左右轉一轉

咽炎，是一種常見的咽部疾病，冬季和夏季為好發季節。上呼吸道感染、抽菸、酗酒、過度疲勞或長期生活在空氣品質不佳的環境中，或是經常接觸高溫、粉塵、有害刺激氣體等，最易誘發此病，臨床上，可分為急性和慢性兩種。

症狀：急性咽炎發病較急，患者初期會感到咽部乾癢、灼熱，後漸感疼痛，吞嚥時疼痛加劇，劇烈時可延伸至兩側耳部及頸部，並伴有咳嗽及聲音嘶啞症狀。如果治療不徹底便可能轉為慢性，使患者出現咽部乾、癢、痛，易噁心，咽部有異物感，「咳之不出，咽之不下」，對患者生活造成困擾。慢性咽炎之所以久治不癒，有可能是在急性咽炎發作時沒有引起重視，錯過最佳治療時期；也有可能是濫用抗生素類藥物，使得身體產生抗藥性。

實用小妙方：舌根運動早晚做

做法：採取正坐姿勢，呼吸均勻，將口閉緊，用自己的舌尖向前抵住牙齒，然後以抵住牙齒的舌尖部分為支點，正轉18次，反轉18次，最後將口中產生的唾液分3次嚥下，早晚各做一次。

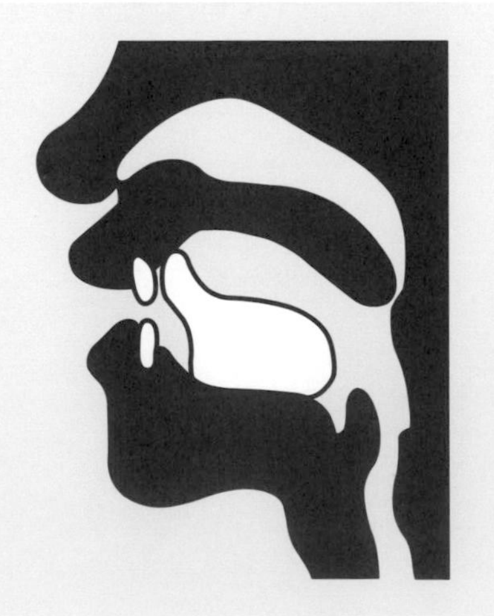

做這個左右旋轉舌根的運動，目的是鍛鍊舌根肌肉，有助緩解慢性咽炎的症狀。

貼心小提醒：

* 飲食清淡，多喝水，少吃辛辣、刺激性的食物，多吃穿心蓮、魚腥草等清熱解毒、利咽清肺的涼拌菜。尤其是在夏秋炎熱季節，對一些溫熱、易上火的食物更要敬而遠之，如荔枝、桂圓等，以免加重咽炎症狀。
* 避免熬夜，維持正常作息。
* 多運動鍛鍊身體，增強呼吸系統和消化系統的抵抗力。但在患病期間，則要避免劇烈運動。
* 俗話說：「病來如山倒，病去如抽絲」，對於此類慢性疾病更不能操之過急，除用藥外，還要在生活中養成良好的用嗓習慣，才能徹底擺脫。

扁桃腺發炎：勤做耳部按摩

扁桃腺發炎分為急性和慢性兩種，如果急性扁桃腺炎反覆發作，未及時治療或治療不徹底，就會演變為慢性扁桃腺炎，給患者生活帶來長期不良影響，還可引起耳、鼻、心、腎、關節等局部或全身的併發症，如中耳炎、鼻竇炎、風溼熱、腎小球腎炎、風溼性心臟病、風溼性關節炎等多種疾病。

症狀：咽痛反覆發作，經常咽喉不適，有異物感，發乾、發癢，有刺激性咳嗽、口臭，伴有頭痛、四肢無力和低熱現象。

實用小妙方：提拉耳垂揉耳廓

做法：1. 提拉耳垂：用雙手拇指和食指捏住耳垂尖端位置，邊揉捏邊向上提揪，按一定節奏連續提放 100 次。

2. 揉耳廓：耳廓之上有很多重要的穴位，可用揉、捏、掐等手法按摩耳廓，一次 10 分鐘左右。

在做提拉耳垂動作時，向下拉伸耳朵時，用鼻子呼氣；向上提起時，用鼻子吸氣，如此配合呼吸，提拉效果更好。建議在提拉時，手法由輕到重，提拉的力量以不感疼痛為限，使耳垂部有發熱、發燙的感覺為佳。而如果在按摩耳廓過程中發現耳廓有「小疙瘩」，要在按揉時將「小疙瘩」揉散。在按摩過後，要喝適量的白開水。

以上方法每天 3 次，可有效緩解扁桃腺炎引起的咽痛症狀，預防扁桃腺再度發炎。

在中醫理論裡，認為「五臟六腑，十二經脈有絡於耳」，耳朵是全身經脈的匯集之處，全身各部位都能在耳朵上找到相應的反應區，適當取穴對治療扁桃腺炎等慢性疾病非常有效。但耳垂按摩法雖然療效顯著，但並不是「包治百病」，如果病情嚴重，還是要盡早就醫。

貼心小提醒：

* 在按摩前要剪短指甲，以免劃傷皮膚。
* 如果耳廓或耳垂有外傷、溼疹、凍瘡或潰瘍，要等痊癒後再行按摩。
* 避免在睡前做耳垂按摩，以免因精神過度興奮影響睡眠。
* 養病期間要注意飲食搭配，多吃流質食物或軟食，可配合吃一些清熱解毒的中藥，如金銀花顆粒、板藍根顆粒等，多喝水，忌油膩、辛辣飲食。
* 早晚用淡鹽水漱口，洗滌扁桃腺上的分泌物，減輕咽部水腫，緩解疼痛。

口角炎：綠豆蛋花水補充維生素

口角炎是一種秋冬常見的口腔疾病，主要原因是人體內核黃素，也就是維生素 B2 攝取不足，影響了人體新陳代謝系統的正常運轉。還有些小孩子不愛喝水，感到口唇發乾時就愛舔嘴唇，等唾液蒸發後，反而更乾，也容易引起口角炎。

有些家長看見孩子嘴角爛，就以為孩子是「上火」了，只知道不停的給孩子喝水，還有的給孩子在傷口上塗紫藥水、牙膏、潤膚乳、護唇膏等，那麼這些做法有效嗎？雖然在短時間內大量喝水會有利尿的作用，但同時會使人體內水分減少，加重缺水症狀，而塗紫藥水會使嘴唇更加乾燥，甚至使嘴角裂口加重，流出血水，更別提塗抹牙膏、潤膚乳等，都有可能引起局部皮膚繼發感染，後果嚴重。

症狀：嘴角出現潮紅、脫屑、腐爛的症狀，繼而出現口角乾裂、出血、疼痛，局部可形成結痂，有口唇活動時，疼痛明顯，連嘴都很難張開，既影響生活品質又影響美觀。

實用小妙方：綠豆蛋花水 早晚各一碗

做法：取小半碗綠豆放入冷水中燒開，待水燒開 5 分鐘後關火。取一雞蛋，沖入綠豆水中喝下。每天早晚各喝一次。

喝這個綠豆蛋花水治療口角炎，通常以 3 ～ 4 天為一個療程，一般一週左右即可痊癒。需要特別注意的是，做綠豆蛋花水的綠豆不能燒得很熟，否則會使綠豆中的有機酸和維生素遭到破壞，影響功效，只要煮 5 分鐘左右，見水變為清綠色就可以打雞蛋了。

綠豆，又叫青小豆，是生活中一種常見的豆類食品。在夏天的時候，幾乎家家都用綠豆湯來消暑。其實，綠豆不僅好吃，還有很高的藥用價值。綠豆性味甘、涼，入心、胃經，中醫稱之為「濟世之良穀」，能清熱解暑、利尿通淋、解毒消腫，適用於熱病煩渴、瘡癰腫毒等，對很多疾病都有治療作用，對付口角炎更是不在話下。但如果唇部皸裂、結痂症狀長期不癒，應及時就醫，查清病因，以免延誤病情。

貼心小提醒：

＊ 預防口角炎，平時可以多吃一些含維生素 B_2 多的食物，如黃豆、綠豆、豆製品、動物肝臟、蛋類、魚類、牛肉、菠菜、莧菜、油菜、茴香、花生、木耳等。

＊ 少吃火鍋，因維生素 B 群很容易被水溶解，雖然火鍋中蔬菜較多，但由於長時間水煮，蔬菜裡面的維生素已被破壞，反而對病情不利。

＊ 平時做飯時，也要避免維生素在烹飪過程中流失，例如，米不要過度淘洗，蔬菜先洗後切，切後儘快下鍋，炒菜時可放點醋。

口腔潰瘍：含漱蘿蔔鮮藕汁

口腔潰瘍，即平常我們所説的「口腔上火」或「口瘡」，指的是口腔內的黏膜表皮細胞，因種種原因而發生上皮層破壞、脱落，暴露出下面的黏膜下層或結締組織層，多發於下唇、頰內、舌頭邊緣等。不小心咬到舌頭或嘴唇、精神比較緊張、免疫功能低下、內分泌失調、菸酒刺激及維生素或微量元素缺乏，都有可能導致口腔潰瘍。

口腔潰瘍不但影響日常生活，嚴重的話還會有口臭、牙齦紅腫、咽痛、便秘、頭痛頭暈、噁心乏力、煩躁、發熱等其他症狀，是一種看起來症狀雖輕卻馬虎不得的疾病。

從中醫的角度來説，口腔潰瘍屬於「口瘡」、「口糜」範疇。中醫認為，口瘡雖生於口，但與內臟有密切關係。宋代醫書《聖濟總錄・口齒門》就曾説到「口瘡者，由心脾有熱，氣沖上焦，重發口舌，故作瘡也。」所以，有心火、有脾熱是造成口瘡的原因之一。

症狀：口腔黏膜潰瘍、疼痛。

實用小妙方：蘿蔔＋鮮藕 搗爛取汁含漱吞嚥

做法：蘿蔔 2 個、鮮藕 1 斤，洗淨，不用去皮，放在潔淨器皿內搗爛，用雙層消毒紗布絞取汁液，含漱 2 ～ 3 分鐘嚥下，每天數次。

每天含漱蘿蔔鮮藕汁的次數可以依據自己的實際狀況而定，但是一天不能少於 3 次。最好是將製好的汁液放在手邊，想起來就含上一口。一般來説，只要連續 3 天使用此方，即可痊癒。

大家都知道，蘿蔔是一種好東西，自古就有「蘿蔔上了市，藥鋪關了門」的説法。中醫認為蘿蔔性平、味辛、甘，入脾、胃經，具有消積滯、化痰止咳、下氣寬中、解毒等功效。《本草綱目》中提到，蘿蔔能「大下氣、消穀和中、祛邪熱氣。」體內的邪火去掉了，口腔潰瘍自然不藥而癒。同時蘿蔔汁中有豐富的維生素 B 群，能夠加速潰瘍面的癒合。

鮮藕，性寒、味甘，入心、肝、脾、胃四經。《本草匯言》稱「藕，涼血散血，清熱解暑之藥也。其所主，皆心脾血分之疾。」藕味甘多液，能清熱涼血、益血生肌、增強人體免疫力，所以不但能促進口腔潰瘍創面癒合，還能有效防止病症復發。

就連長期潰瘍不癒的人，連續喝上一週，也有創面徹底癒合的。

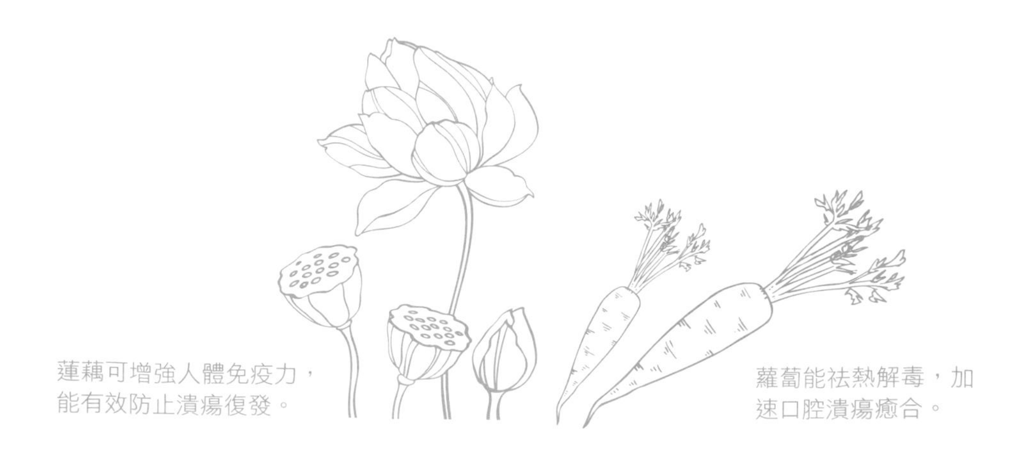

蓮藕可增強人體免疫力，能有效防止潰瘍復發。

蘿蔔能祛熱解毒，加速口腔潰瘍癒合。

貼心小提醒：

＊ 使用此方時，為了保證效果，嚥下之後 10 分鐘內不要進食或飲水。

＊ 預防口腔潰瘍應保持口腔清潔，常用淡鹽水漱口。

＊ 戒菸酒，生活有規律，睡眠充足，多運動。

＊ 飲食清淡，多吃蔬菜水果，少食辛辣、厚味的刺激性食品，保持大便通暢。

＊ 女性朋友經期前後要注意多休息，保持心情愉快，避免過度疲勞。

舌頭長瘡：多飲西瓜翠衣茶

舌頭是輔助人進食、發聲的重要器官。在中醫理論裡，舌屬心，如果心火過旺，舌頭就容易出現糜爛、顏色發紅等問題，舌頭長瘡就是其中最常見的一種。除了「上火」外，胃腸功能紊亂、缺乏某些微量元素，或者情緒緊張、過敏反應、免疫力下降、內分泌失調等都容易引起口腔和舌頭潰瘍。另外，經常吸菸、喝酒、吃辛辣食物，也是舌頭長瘡的常見誘因。

症狀：舌頭表面潰破，出現一個或多個細小潰瘍，舌體潰瘍面鮮紅、疼痛，並伴有口渴、胸中煩熱、夜寐不寧、小便熱痛、舌體全紅或舌尖紅等症狀，有週期性復發的特點。

實用小妙方：曬乾西瓜皮 泡沸水飲用

做法：取曬乾的西瓜皮 100 克，加幾粒冰糖，經沸水沖泡 15 分鐘，製成清心翠衣茶服用。

所謂翠衣，即西瓜的青皮（硬皮下淺綠色的部分）。西瓜的青皮含有豐富的維生素 C，不僅具有解熱和利尿的作用，還具有一種獨特的功效，就是它可以透過促進皮膚新陳代謝來加速傷口癒合。元代醫學著作《丹溪心法》中記載：「治口瘡甚者，西瓜皮燒灰敷之。」可見應用西瓜翠衣治療口瘡之歷史悠久。我們現在不採用把西瓜皮燒成灰的古法，把翠衣做成甘甜清爽的飲品，同樣能有治療舌頭生瘡的作用。西瓜翠衣通常製成乾品來保存。我們可以在每次吃完西瓜後，把西瓜的青皮削下來，洗淨，切成小片，曬乾後保存備用。

貼心小提醒：

＊ 本身脾胃虛寒、溼重的人，不宜長期服用涼性的西瓜翠衣茶。

＊ 如果口腔反覆出現潰瘍，應是患者本身的熱性體質所引起的，要從改善體質的根本問題上著手。作息規律，多吃瓜果、蔬菜等涼血降火的清淡食物，少吃炸烤的肉類。

＊ 避免過度操勞，情緒波動過於激烈，而引起內火亢盛。

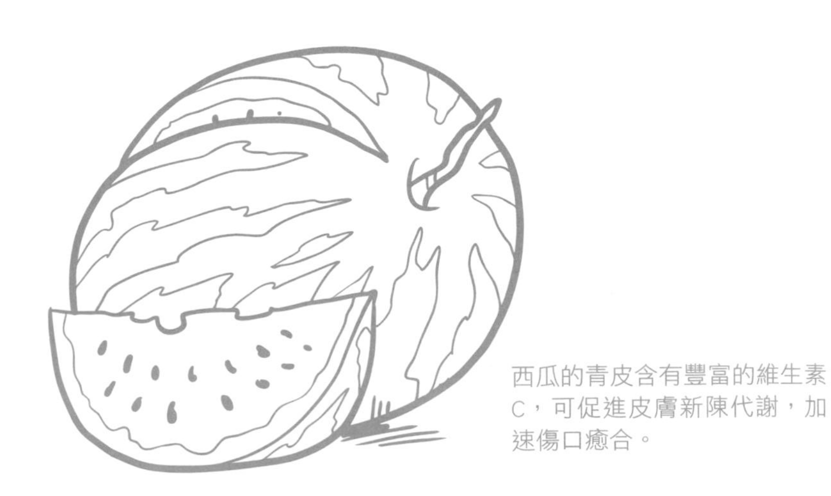

西瓜的青皮含有豐富的維生素C，可促進皮膚新陳代謝，加速傷口癒合。

牙痛：花椒醋水漱口、按壓合谷穴

俗話說：「牙痛不是病，疼起來真要命！」牙痛大多是因為牙齦、牙周發炎或蛀牙感染所引起的。患者通常會有牙齦紅腫、遇冷熱刺激疼痛加劇、面頰腫脹等症狀。牙痛病雖小，卻嚴重影響到我們正常的工作和生活，但很多人在牙痛時往往感覺很苦惱，卻束手無策。

症狀：牙齦腫脹、疼痛。

實用小妙方 1：花椒＋陳醋同煮漱口

做法：取陳醋 100 毫升、花椒一把，放在鍋裡同煮 10 分鐘，待冷卻後含在口中，3 ～ 5 分鐘後吐出（切勿吞下），每天 3 次。

一般來說，連續使用這個小妙方 3 天，牙痛就可以緩解。早在古代，人們就知道用花椒來止痛。《神農本草經》記載道，花椒味辛、性溫，有溫中散寒、除溼止痛、堅齒明目之功效。現代醫學認為，花椒含有多種揮發油和芳香物質，能殺死多種細菌、病菌，對於牙齦炎、牙周炎之類的感染疾病，有一定的抗菌消炎作用，牙齒的炎症消除了，自然就不會紅腫發痛了。同時，花椒還有一定的止痛作用，這主要是得益於它天生的麻藥作用，在治療牙病的同時還能緩解疼痛。

至於陳醋，本身也有一定的消炎殺菌效用，但它最主要的作用在於，能讓花椒裡的有效成分更好地溶解出來，達到最佳的治療效果。需要注意的是這個方子只能含漱，不能吞進肚子裡，因為花椒分量太多，喝下去胃就會又辣又痛。如果不小心嚥下一點，趕緊喝杯溫水稀釋一下就沒事了。

不過，這個方法只能止痛，對於消除牙齒周圍的炎症無能為力。且僅對一些發炎引起的牙痛有效，但是對蛀牙或者是牙齒內部神經感染引起的「牙髓炎」效果就沒那麼好了。如果發現牙齒有明顯的蟲蛀或疼痛根源在牙齒內部，還是要趕緊看牙醫。

還有一種情況是，有些患者尤其是老年人，心臟缺血也會出現牙痛、喉嚨痛或胳膊痛，花椒醋水對這種牙痛是沒有效果的，如果用花椒醋水嘗試治療後症狀沒有任何改善，就要立即就醫查明病因。

實用小妙方 2：按壓合谷穴數分鐘

做法：用手指按壓「合谷穴」數分鐘，可立即減輕牙痛症狀。

合谷穴的位置在手背虎口附近的凹陷處。中醫認為合谷穴屬於手陽明大腸經的經穴，這條經絡上達面部，在口唇相交，有鎮靜止痛、通經活絡、清熱解表的作用，主治牙痛。

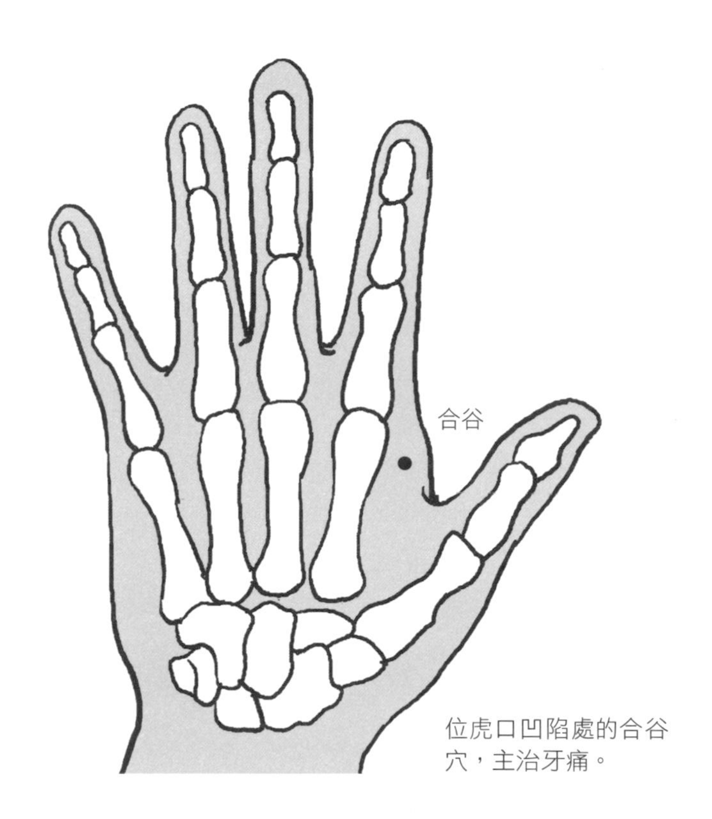

位虎口凹陷處的合谷穴，主治牙痛。

貼心小提醒：

＊ 生活中，很多細節都有可能引起牙痛，如不注意飲食與休息，工作壓力過大，都會導致牙痛。等到牙痛了才去治療不是辦法，防患於未然才是關鍵。在平時即要養成良好的衛生習慣和生活習慣，保持口腔健康，這樣才能遠離牙痛。

第三章
解決頸部疼痛小妙方

落枕：按摩落枕穴 一舉多得

落枕，是人們生活中的一種常見病，常發生於青壯年身上，冬春季節發病率較高。患者一般在入睡前並無異狀，但在早晨起床後就會出現急發性的頸後部、上背部疼痛，使頸部活動受限，不能自由旋轉，頭部僵直偏向患病的一側，嚴重者甚至連做俯仰動作也有困難。如果用手觸摸患病位置的肌肉，可發現肌肉僵硬，按壓時會疼痛。

產生落枕的原因主要有兩個方面，一是不良的睡眠姿勢，使頭頸長時間處於僵硬狀態，或因為枕頭過高、過低或過硬，使頭頸過伸或過屈，引起頸部一側的肌肉緊張，造成頸椎小關節錯位，發生靜力性損傷；二是因為睡眠時頸肩部受寒，寒風入侵，也會使頸背部氣血凝滯、筋絡痹阻，出現落枕的症狀。

落枕雖然是常見小病，一旦發作，脖子酸痛，不能轉動，將會影響日常工作和生活。由於其有「自癒」的傾向，所以很少有人去醫院就診，多半是自己或讓家人朋友幫忙按摩一下，就草草了事。但是，如果對小病處理的方法不得當，也可能釀成大禍。

症狀：入睡前無任何頸項疼痛症狀，晨起後感到項背部明顯酸痛，頸部活動受限。

實用小妙方：按摩落枕穴

做法：用食指或中指的指腹壓揉落枕側的「落枕穴」，左邊落枕按左手，右邊落枕按右手，並同時活動被壓手的手指，以加強穴位的指壓感覺。

落枕穴，就是我們所說的外勞宮穴，因是治療落枕的特效穴位，故以此命名。將一隻手背面對自己，在手背上食指和中指的骨之間，用手指朝手腕方向觸摸按壓，在第二、第三掌骨之間，掌指關節後約 0.5 寸距離，按壓時有強烈壓痛之處就是落枕穴。

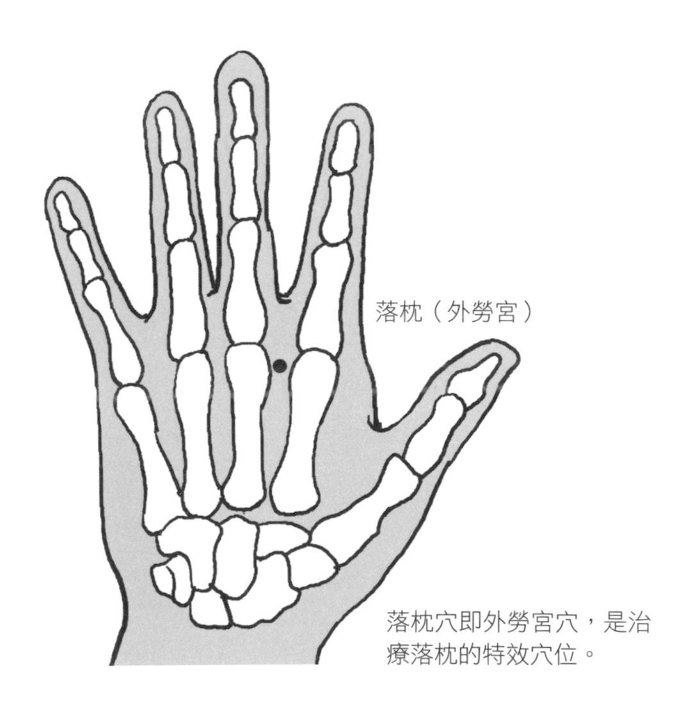

落枕穴即外勞宮穴，是治療落枕的特效穴位。

在按摩手部的同時，患者也可緩慢活動頸部，將頭稍向前伸，伸至前下方再緩緩低頭，使下巴向胸壁靠近，然後將頭緩慢地左右轉動，幅度由小變大，轉動時以基本不出現疼痛的最大限度為宜，在這個過程中，保持頸部肌肉始終處於鬆弛狀態，將頸部逐漸伸直到正常位置。這樣持續動作 5 ～ 10 分鐘，因落枕引起的頸肩疼痛便會減輕些。

這個方法既能治療落枕，又能預防頸椎病，還能緩解手臂痛和胃痛，平時按摩一下，也有預防保健的功效，可謂一舉多得。

貼心小提醒：

＊ 睡眠時，選擇合適高度的枕頭，高度應以身體平躺為宜，側臥應選與肩同寬的枕頭，睡時將枕頭放置在後頸部，而非後腦勺下。

＊ 避免不良睡姿。正確的睡姿一般以仰臥為主，左、右側臥為輔。睡眠時能夠保證頸部正常的生理彎曲，睡眠呼吸順暢，全身肌肉可以較好地放鬆。

＊ 避免頸肩部受涼、吹風和淋雨，睡覺時一定要蓋好被子，尤其是肩頸部被子要塞緊，不可因夏季貪涼，使風寒邪氣侵襲，造成氣血瘀滯、脈絡瘀阻而發病。

＊ 多攝取富含維生素、微量元素、鈣質的食品。鈣是骨骼主要成分，維生素能有效促進新陳代謝，也有助於頸部的健康。

＊ 對上班族來說，要適量運動，尤其是頸椎活動操等。

＊ 如果在生活中出現反覆「落枕」的現象，那就有可能是早期頸椎病的症狀，需要儘快到醫院就診，以免延誤病情。

頸部僵痛：隨時做做頸椎保健操

頸椎是人體極重要的組成部分之一，也是最脆弱的部分之一。人體頸部 7 塊頸椎，雖然只是由肌肉和韌帶提供支援，卻是督脈、膀胱經、三焦經、小腸經、大腸經和膽經匯聚的重要通道，同時也肩負將大腦指令傳送到身體各處，再將全身各處反應傳送給大腦的特殊使命。

對現代人來説，電腦、手機成了生活中的必需品，上班在電腦前，下班捧著平板電腦，在路上還要低頭玩手機，長時間保持同一姿勢，使肩頸部肌肉內乳酸堆積引起酸痛。從中醫角度講，則是頸部經絡不通、氣血循環不暢，各種疼痛症狀也隨之而來。

症狀：脖子後面的肌肉發硬、僵直，頸肩疼痛，嚴重的還會引起頭暈、噁心、手指麻木等。

實用小妙方 1：做做「漢字操」

做法：端坐在椅子上，雙腳踏地，全身放鬆，閉上眼睛，身體不動，用頭在空氣中慢慢地寫字。

在做這個「漢字操」時，你可以寫任何想寫的字，尤其以「米」、「田」、「井」等方正的漢字為佳。頭部擺動速度要慢，幅度不用太大，力度也不用太強，點到即可。之所以閉上眼睛，一是讓眼睛趁此機會休息一下；二是為了避免視野晃動，引起頭暈。

實用小妙方 2：做做「仰頭保健操」

做法：1. 保持站立姿勢，雙手叉腰，頭慢慢向後仰至最大限度，然後保持這個姿勢，頭慢慢地左右擺動。

這個動作可以擠壓脊椎兩側的肌肉，並活動頸椎兩側的胸鎖乳突肌，達到擴張血管、調節脊柱平衡的作用。

☆注意：動作要緩慢而有節奏地擺動。

2. 保持站立姿勢，雙手下垂，雙肩向上聳動的同時將頭向後仰，然後左右左右轉頭。

這個動作可以調節頸椎的失衡狀態，延緩頸椎關節退化。

☆注意：身體放鬆，聳肩和仰頭儘量同步進行。

3. 保持站立姿勢，上肢放鬆，甩起左手拍打右側肩背，再甩起右手拍打左側肩背。

這個動作可以改善肩背部血液循環，緩解頸椎緊張症狀。

☆注意：做該動作時要先放鬆，用左右手臂擺動時的慣性來拍打肩背。

這兩套頸椎保健操隨時可以做，譬如早起時或工作時間較長時，可以抽出 10 分鐘活動一下，既舒緩身心又能保護頸椎，可謂一舉兩得。

頸肩酸痛：睡黃豆枕給頸椎按摩

頸椎病一般多見於 40 歲以上的患者，是中老年的常見病之一，隨著年齡的增長，發病率也越來越高。但臨床實際情況是，因為頸椎問題前來就診的患者中，年輕人占了大多數，其中大部分是由於不良的生活習慣造成的，如長時間低頭工作，躺在床上玩手機、看書，喜歡高枕，長時間操作電腦，在行駛的車上睡覺等等。這些不良生活習慣使頸部肌肉處於長期的痙攣狀態而引起頸椎病。

症狀：頸椎病的典型症狀是頸肩酸痛，可放射至頭枕部和上肢，一側肩背部有沉重感，上肢無力、手指發麻、肢體皮膚感覺減退，手握東西無力，有時手中的握物不自覺的落地。常伴有頭頸肩背手臂酸痛、脖子僵硬、活動受限。重者伴有噁心、嘔吐、臥床不起，少數會眩暈、猝然暈倒。由於頸椎病早期症狀較輕微，多數休息後能自行緩解，經常被忽視，如果久治不癒，會引起心理和情緒問題，產生失眠、煩躁、發怒、焦慮、憂鬱等症狀。

實用小妙方：改睡自製黃豆枕

做法：取乾淨黃豆 2 公斤。將一毛巾或棉布對折，做成一尺長、半尺寬的布筒子。再取兩根絨線，將布筒子一頭紮緊，把黃豆倒入，抖一抖，讓黃豆挨得更緊密些，再將另一頭紮緊，做成枕頭。

做黃豆枕時，需先將黃豆略炒或在太陽下曝曬，以免黃豆發芽或蟲蛀。等黃豆放涼後，再放入布筒子裡。另外，黃豆有大小之分，怕痛的患者可以選小黃豆。

睡覺的時候，用手把黃豆枕頭中間壓低至一個拳頭的高度，採用仰臥的睡姿，將黃豆枕放在頸部下面，讓自己的兩肩頂住枕頭兩邊鼓起的黃豆。

剛開始枕黃豆枕時可能會感覺很硬，這時可在頭底下墊一個軟墊，等適應黃豆枕後，再移走軟墊，只用黃豆枕。用一段時間後，可以將裡面的黃豆倒出更換。

為什麼取用黃豆，而不是其他豆類呢？因為黃豆的韌性和人體骨骼的軟硬度相似，對保持頸椎的正常彎曲有支撐作用，同時，黃豆比一般豆類更加渾圓，在壓力作用下會不停地滾動，就像給頸椎不停地按摩一樣。

貼心小提醒：

＊ 黃豆枕對於頸椎病初期會有些效果，如果是脊髓型頸椎病或頸椎間盤突出等重症，仍應到醫院接受專業治療。

脖子抽筋：模仿小鳥飛

「抽筋」的學名是「肌肉痙攣」，指肌肉突然、不自主地出現僵直收縮的現象。我們在生活中都有過抽筋的經驗，如果身體長時間保持一個姿勢或姿勢不當，就會發生抽筋現象，最常見的有手指抽筋、腳趾抽筋等，雖持續時間不長，卻非常疼痛。

通常引起抽筋的原因有以下幾種：

1. 長時間運動形成肌肉疲勞。
2. 體內水分和鹽分流失過多。
3. 環境溫度突然改變。
4. 肌肉或肌腱輕裂傷。
5. 情緒過度緊張。
6. 以不適當的姿勢做運動等。

另外，一些血管疾病、糖尿病或神經系統疾病也會引起抽筋。單純的抽筋雖然疼痛，但不會危及生命，即使不就醫也會自行痊癒，但我們並不能因此對它掉以輕心。

症狀：抽筋部位肌肉僵硬，疼痛難忍，一般持續 2 ～ 5 分鐘。

實用小妙方：伸展雙臂學鳥飛

做法：雙腳併攏成立正姿勢，雙臂自然下垂，放在身體兩側，然後左腳向前邁出半步，保持身體平衡。雙臂緩慢上舉，到與肩同高同寬時，如鳥展翅般向後向外展開，同時讓頭慢慢前伸至自己可以承受的最大限度，保持姿勢 2 ～ 3 秒，然後將雙臂按原步驟收回，同時讓頭回復原位，反覆做 10 遍，每天 1 ～ 2 次。

中醫很早就有模仿動物形態來治病的方法，例如華佗創立的「五禽戲」，就是模仿虎、鹿、熊、猿、鶴這 5 種動物的動作來強身健體的一種治病方法。在現代瑜伽中，也有很多招式如「鳥王式」、「貓伸展式」、「鴿子式」等，都是由動物形態演化而來。如今，我們也可以透過模仿動物的某些姿勢來鍛鍊頸部肌肉。這個動作就可以幫助我們治療脖子抽筋並預防頸椎病發生。

貼心小提醒：

* 為預防抽筋，不要在通風不良或密閉空間做長時間激烈運動；運動前要做好熱身運動，運動後要補充足夠的水分和電解質。
* 多喝牛奶，多吃綠葉蔬菜、香蕉、柳丁、芹菜等。
* 少穿太緊或太厚的衣服。
* 放鬆心情，避免壓力過大，如果抽筋的時間太長，可以對抽筋的部位持續按摩以減輕疼痛。
* 如果發生經常性的抽筋現象，又找不出原因，應及早就醫，以免延誤病情。

頸部外傷疼痛：按摩頭頸肩

由於頭頸部生理構造比較特殊，使其在生活中很容易受到損傷，譬如受風著涼、頸椎外傷等，都會引起頸椎疼痛，甚至會加速頸椎的退化速度，誘發頸椎病。因此，我們在生活中要注意保護頸椎，防止意外的發生。尤其是對青春期的孩子們來說，平常踢球、打籃球等運動的機會較多，頸椎受傷的可能性更是大大提高了。

曾有調查顯示，接受頸椎病手術治療患者中，不少有頸部外傷史，而在患頸椎病的患者中，有頸部外傷史的人數竟然高達一半，且青少年時期的頸椎外傷，會大大增加其中年後發生頸椎病的機率。等到 30 歲以後，椎間盤及椎旁的其他附屬結構發生退行性病變，神經血管受壓，頸椎病症狀就會逐步出現，所以切不可掉以輕心。

症狀：因輕微頸部外傷造成的頸部疼痛。

實用小妙方：按摩頭頸肩

做法：1. 按摩頭頂：將雙手五指微曲，分左右放在額頭的上方。然後以手指作梳，稍加用力，從前面髮際開始「梳」到頭頂，再「梳」到腦後，連續梳 20 ～ 30 遍。

這樣按摩頭頂可以增加頭部和頸部血液循環，達到鎮痛的效果。

2. 按摩頸肌：將雙手放在頭後，將拇指放置於脖子的一側（頸椎旁的肌肉上），其餘 4 指放在脖子的另一側，然後捏住頸肌，將頸肌向上提起，再放下，反覆做 20 ～ 30 次。

這樣按摩頸肌，可以有效緩解頸部痙攣疼痛，調和頸部氣血。

3. 按壓肩部：將雙手放在肩部，對肩部由輕到重緩緩施壓，按壓 10 ～ 20 次，或者將手握成空拳狀，叩擊兩側肩膀。
這個動作可以活絡伸筋、散寒定痛。

貼心小提醒：

＊ 為孩子選擇合適的寢具，枕頭不宜過高，床墊不宜過軟。

＊ 不要讓孩子沉迷於電腦或電視，要養成正確的坐姿，不要駝背。

＊ 天氣炎熱時，不要猛吹風扇或冷氣。

＊ 這個方法只適用於頸部日常鍛鍊，如果頸椎疼痛劇烈，仍應趕快就醫檢查。

頸肌筋膜炎：伸展身體保養頸椎

提起感冒，大家都不陌生。但是，你聽說過「肌肉感冒」嗎？其實，肌肉感冒就是「頸肌筋膜炎」，也叫「頸肌纖維組織炎」或「頸肌筋膜疼痛綜合症」。由於它經常和感冒同時發生且遭遇天氣變化後加重，所以被稱為「肌肉感冒」。

事實上，它是由多種因素導致頸部筋膜肌肉內的血管收縮、缺血、微循環障礙、滲出、水腫而形成的一種炎症。通常是由於患者頸部有急性創傷的病史，沒有及時治療或治療不徹底；或是長期低頭工作導致頸部肌肉慢性勞損。因此，很多伏案工作的人，如會計師、作家、檢驗員、軟體工程師、打字員等，都容易成為其傷害的對象。

症狀：頸部肌肉慢性疼痛，常常反覆發作，尤其在早起或受涼後，疼痛加劇，活動後疼痛減輕。發作時，頸部肌肉痙攣、脖子僵直、頭部活動受限，按壓疼痛部位可發現壓痛點，按壓痛點可能引起肩臂、背部及頭部等其他部位疼痛。

實用小妙方：隔牆看戲操 伸展身體

做法：身體挺直站立，讓頭、頸、背、腰、臀、腿儘量拉直，然後雙手叉腰，將下巴抬起，向前上方伸，雙目向前上方遠看，同時兩腳尖朝前，腳跟提起、挺胸，收腹，兩腿直立，保持此姿勢2～4分鐘。

這個姿勢像「隔牆看戲」一般，想像自己在牆的外面，正努力讓全身挺直，想看清牆內的風景。可以鍛鍊脊椎關節、縱向肌群，對治療久坐一族的頸椎、脊柱、腰部疼痛非常管用。

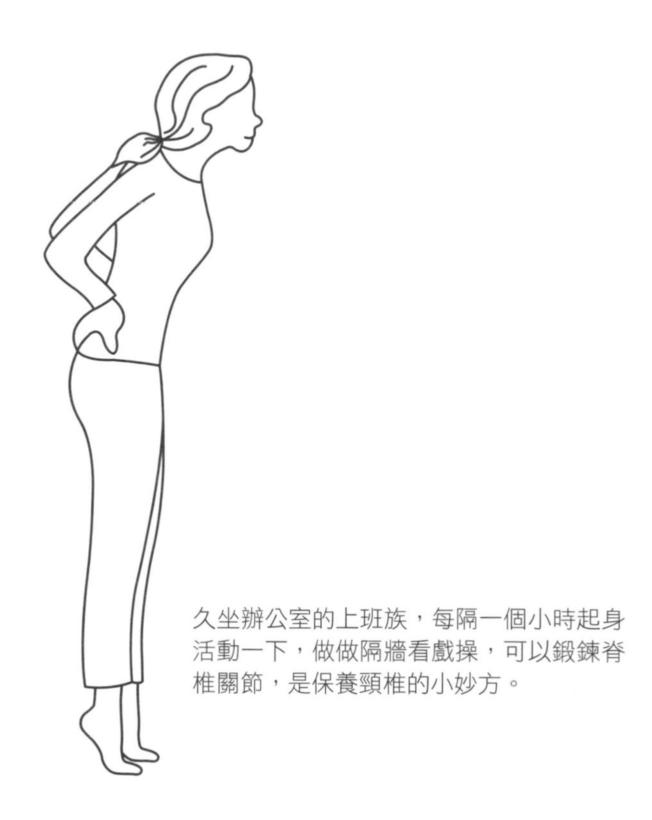

久坐辦公室的上班族，每隔一個小時起身活動一下，做做隔牆看戲操，可以鍛鍊脊椎關節，是保養頸椎的小妙方。

「頸肌筋膜炎」是一種慢性疾病，要避免長時間低頭工作、久坐，平常在電腦前坐久了，可以每隔一個小時起身活動一下，練練「隔牆看戲操」，既能提高工作效率又能保養頸椎，何樂而不為呢？

Part 2
軀幹疼痛 STOP！

第四章
解決胸、腹、臀部疼痛小妙方

肋間神經痛：指壓兩穴解疼痛

所謂「肋間神經痛」，就是發生在一根或幾根肋間軟骨部位的經常性疼痛。因為肋間神經是沿著肋骨走行，從前胸到後背，所以疼痛會沿著這根神經蔓延身體前後，十分難受，且疼痛的時間不固定，可在呼吸、咳嗽、打噴嚏時加重，疼痛劇烈時，痛感可蔓延至同側肩背。一般中老年人罹患該病的機率較大，但是年輕人也逐年增多，尤其是在秋冬、冬春等季節變化過渡期，尤其要注意，很多病人就是因為在這個時節得了上呼吸道感染，而引發了肋間神經痛。

除此之外，短期內壓力過大、過度疲勞、情緒抑鬱、精神過度緊張、胸肩部受風，或者在搬運重物時，因身體急劇扭轉或胸部受到擠壓，造成胸肋關節軟骨急性損傷，這些都會誘發肋間神經痛。

症狀：一根或幾根肋間軟骨部位疼痛，發病時，疼痛由後向前，沿相應的肋間隙呈半環形分布，表現為刺痛或燒灼般痛。

實用小妙方：按壓「外關穴」和「足臨泣穴」

做法：用手指指腹按壓「外關穴」和「足臨泣穴」，保持呼吸均勻，一邊吐氣一邊按壓，每個穴位按壓 6 秒左右，身體左右側的這兩個穴位都要按，每個穴位按壓 10 次左右。

將雙手伸出，手心向前，手背面對自己，可在手腕處看見一條橫皺紋，這道皺紋向上兩指寬處，就是「外關穴」；而「足臨泣穴」在足部，將指尖放在小腳趾和第 4 趾之間，順著這兩個腳趾之間的骨夾縫向上搓，到了骨夾縫的盡頭，就是「足臨泣穴」。

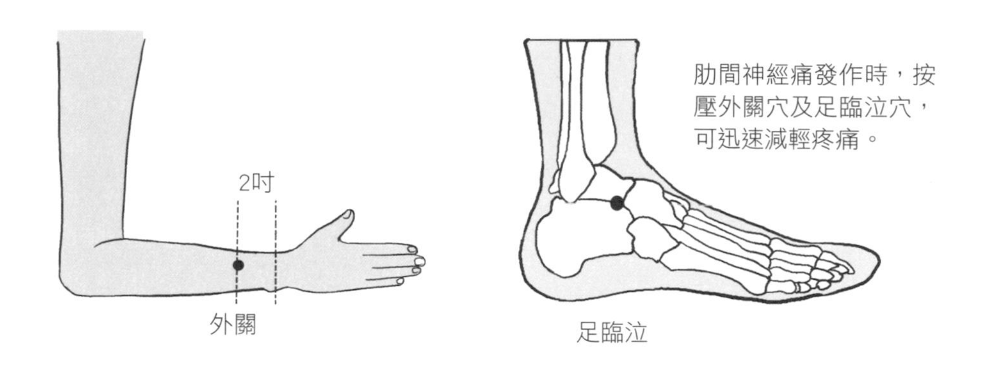

按壓「外關穴」和「足臨泣穴」，通常可立刻減輕疼痛，如果想加強止痛的效果，可以用溫溼布覆蓋患處，再進行指壓按摩。一次效果不明顯的話，可以再按一次。

據臨床觀察，這個指壓法的效果不錯，一般堅持按壓半年，肋間神經痛的病症會明顯緩解。

貼心小提醒：

* 引起肋間痛的原因很多，例如肋膜炎或缺血性心臟病等。如果出現了肋間劇烈疼痛的症狀，不要自行診斷，要立刻到醫院確診，在排除了危急重症後，才能使用指壓療法。

水土不服：吃當地豆腐調理脾胃

出門在外，很多人會有「水土不服」的問題，尤其是體質敏感的人，初到一個地區，由於周圍環境和生活習慣突然改變，更容易出狀況。

其實，「水土不服」在醫學上叫做「腸道菌群失調症」，因為我們並非生活在真空環境裡，在身邊的空氣中，我們的皮膚、黏膜以及與外界相通的腔道裡，都有大量細菌、真菌等微生物，這些微生物共生共存，形成了一種生態平衡，能抑制有害病菌的繁殖，從而維持人體的健康。但當人們換到一個陌生的地方，尤其是氣候溼度都和原來差異很大的時候，人體與外界的微生物平衡就會被打破，致病菌的繁殖得不到有效遏止，於是人就生病了。

症狀：因「水土不服」出現食欲缺乏、腹脹、腹痛、上吐下瀉等症狀。

實用小妙方：食用當地黃豆做的豆腐

古人云：「五穀宜為養，失豆則不良」，意思是：五穀都是最養人的，但失去豆子，就會失去平衡，可見豆子的作用之大。而豆腐，就是由大豆加工而成的，其性涼、味甘，歸脾經、胃經、大腸經，食用後有益氣寬中、生津潤燥、清熱解毒的功效。

由於黃豆在生長過程中適合當地的水土，所以其蘊含的內在有機元素，在各地均有不同。食用當地黃豆做成的豆腐，一方面可以調和當地的飲食；另一方面也可以調理脾胃，在腸胃不受到傷害的情況下，使自身體質快速適應當地的水土。脾胃好了，腹痛自然也會好轉。

貼心小提醒：

＊ 平時患有消化性潰瘍、胃炎、腎臟疾病、痛風、血尿酸偏高以及脾胃虛寒者禁用此方，以免加重病情。

＊ 到陌生地方，不要圖新鮮而貪吃、貪玩，要儘量保持原有的作息和飲食習慣，少吃辛辣食物，多喝茶，多吃水果蔬菜和含膳食纖維多的食物。

＊ 保持心情愉悅，不要過度焦躁。

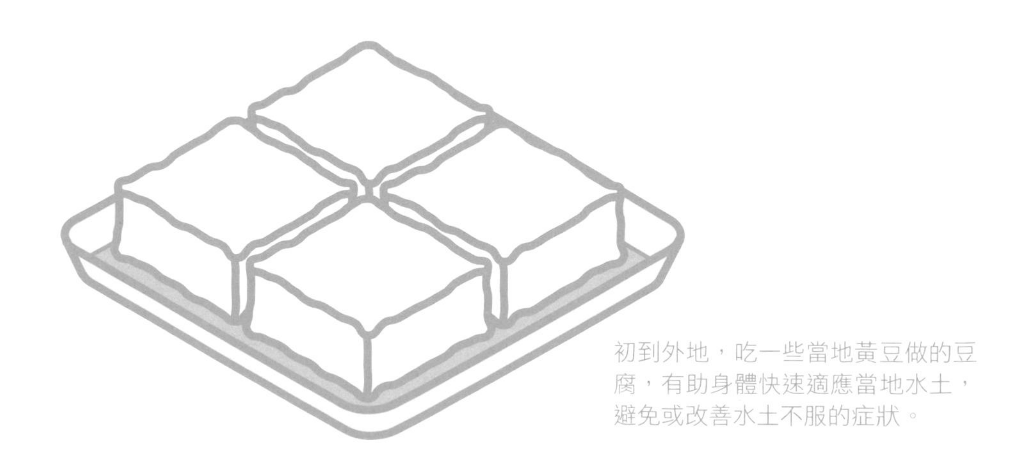

初到外地，吃一些當地黃豆做的豆腐，有助身體快速適應當地水土，避免或改善水土不服的症狀。

乳房疼痛：冷熱敷加按摩

近幾年來，關於「關愛女性，關愛乳房」的報導屢見不鮮，在呼籲更多的女性關愛自己的同時，也產生了一些負面影響。有些女性因為缺乏醫療常識，把「乳腺疾病」和「乳腺癌」畫上了等號，一旦出現乳房疼痛的情況，就緊張害怕。其實，並不是每種疼痛都是病理性的，有一些屬於生理性疼痛，不必太過擔心。

一般來說，生理性乳房疼痛可以分為青春期乳房脹痛、經期乳房脹痛、孕期乳房脹痛、產後乳房脹痛、人工流產後乳房脹痛、性生活後乳房脹痛等，其中經期乳房脹痛是引起乳房疼痛最常見類型之一，占所有乳房疼痛的 65%。一般在月經來潮前 3 ～ 7 天，乳房會出現沉重感、脹痛、鈍痛或短暫針刺般疼痛。觸摸時可發現乳房結節，在乳房受壓或手提重物時，疼痛可加劇。月經結束後，疼痛會自行消失。

症狀：乳房無乳腺腫塊，疼痛劇烈、持久，隱痛或針刺、刀割般疼痛，痛點不固定，嚴重時疼痛可引起腋下、肩背及上肢疼痛，檢查時可摸到乳房外上方有肥厚感或顆粒感，按壓時有輕微的痛，但無腫塊。

實用小妙方 1：冷熱交替敷乳房

做法：用熱水袋、熱水瓶、熱毛巾等敷在乳房疼痛的部位，洗熱水澡也可以有一定緩解疼痛的效果。冷熱敷交替，效果更好。

實用小妙方 2：按摩乳房三步驟

做法：1. 保持正坐的姿勢，將雙手的拇指和其餘四指分開，放在乳房的兩側，將乳房從胸部的兩側向中間推，兩邊各推 30 下。

2. 保持雙手的拇指和其餘四指分開，從左胸開始，左手從外側將左乳向中間推，推到中央時，右手從左乳下方向上推，這樣兩隻手交替按摩，重複 30 次換右乳，步驟相同。

3. 將手指覆蓋在乳房上，沿著乳房表面做圓周形按摩，然後用手掌將乳房壓下，再彈起。

利用這種按摩方法，不僅可以使乳房內過量的體液回流到淋巴系統，緩解乳房疼痛，還可以塑形，防止乳房下垂。按摩前先在乳房上塗些肥皂水或者潤滑油，效果會更好。

貼心小提醒：

* 選擇大小合適、穩固的胸罩。
* 少吃高鹽食物，少喝咖啡，多吃高纖食品、蔬菜、豆類等食物。
* 如果乳房出現腫塊、紅腫，同時脹痛明顯，並伴有全身發熱等症狀時，應及時就醫。

乳腺炎：幫乳房做按摩

乳腺炎，是女性產褥期的常見病，指乳腺的急性化膿性感染。在哺乳婦女尤其是初產婦中最為常見，是引起產後發熱的原因之一。導致乳腺炎發生的原因很多，譬如，乳頭過小或內陷，產前未能及時矯正；乳汁分泌過多，產婦沒有及時排空多餘乳汁；乳管不通暢；胸罩內脫落的纖維堵塞乳管；乳頭破損，嬰兒含乳頭時睡覺，使嬰兒口腔內細菌侵入乳管，導致感染等。

症狀：哺乳期乳房脹痛，乳房局部皮膚溫度高，按壓疼痛，乳房內出現邊界不清的硬結，嚴重的還伴有全身寒顫、高熱、煩躁、乏力、大便乾等症狀。輕則不能給孩子餵奶，重則要採取手術治療。

實用小妙方：按摩乳房三式

做法：1. 採取正坐姿勢，用右手掌根按順時針方向，以左側乳頭為中心進行畫圈按摩 5 分鐘，待乳房有脹熱感時換邊，用左手依逆時針方向按摩右乳。

2. 用手掌輕揉患病乳房上的腫痛處，尤其是在有硬塊的地方，要反覆揉壓，直到感覺腫塊柔軟為止。

如果怕疼，可以用拇指按在腫塊的中央地帶，以順時針方向，稍加用力揉按 5 分鐘，至局部有發熱感覺為止。用食指和中指微微抵住腫塊，向乳房中央方向推按 3 ～ 5 分鐘。

3. 用右手拇指按壓膻中穴，感到穴位有酸脹感為宜，著力，抓起患病乳房全部，一抓一鬆揉捏，反覆 10 ～ 15 次，然後用左手拇指和食指，捏、揪乳頭數次。

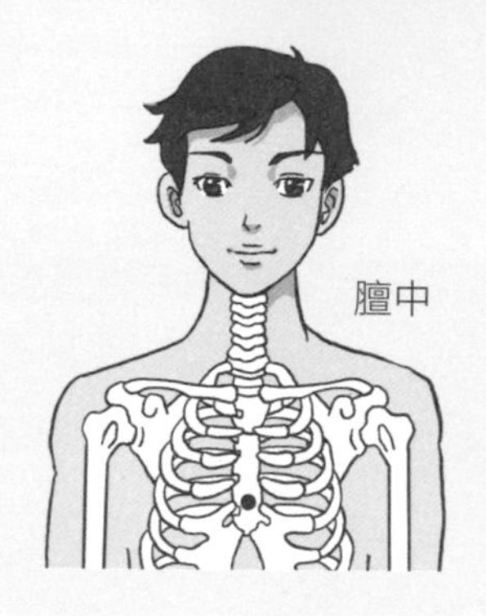

按摩膻中穴，對防治乳腺炎有幫助。

膻中穴位在胸部正中，兩乳頭連線的中點。在進行乳房按摩時，為了減少按摩乳房的摩擦力，可以先在乳房上塗些按摩油或潤滑油，按摩後清洗乾淨，每次點按 5 分鐘。捏、揪乳頭則有擴張乳頭乳管的作用。

貼心小提醒：

＊ 哺乳期常用溫水清洗乳頭，保持乳頭的清潔，哺乳時儘量將乳汁排空，如果乳汁太多，可用吸乳器幫忙。

＊ 不要讓嬰兒含著乳頭睡覺，哺乳後用合適的棉布胸罩將乳房托起。

＊ 飲食上以清淡為主，忌食辛辣、酒精類食物。

岔氣：身體側屈 緩解疼痛

岔氣，又稱運動岔氣或運動急性胸肋痛，是我們生活中經常遇到的情況。人在運動，特別是跑步過程中，如果沒有事前做好熱身運動，人體從安靜狀態一下子進入運動的緊張狀態，內臟承受的壓力驟然增大，不能馬上適應變化；或者人在運動時呼吸頻率過快，呼吸肌連續收縮得不到放鬆；或是久不鍛鍊、天氣過冷、排汗過多引起體內鹽分含量過低等，都容易導致岔氣情況發生。

症狀：胸部悶脹作痛，痛無定處，疼痛面積較大，位置不固定，在深呼吸、咳嗽、身體轉側的時候，痛感尤為明顯，並伴有呼吸急促、煩悶不安、胸背部牽引痛等症狀。

實用小妙方：重複做身體側屈動作

做法：雙腳分開站立，一邊吸氣，一邊向健康的一側慢慢側屈身體，做到自己能承受的最大限度後，返回原位。然後大聲咳嗽一聲，再向岔氣疼痛的一側慢慢側屈身體。

做這個側屈練習的時候，一定要動作緩慢，不能操之過急。並且要重複這套動作，直到岔氣疼痛緩解為止。

除此之外，還可以透過放鬆呼吸肌的方法緩解疼痛，即先做一個深呼吸，憋住氣，同時用手捶打胸腔左右兩側，呼氣，再深呼吸，重複這個步驟 3 ～ 5 次。

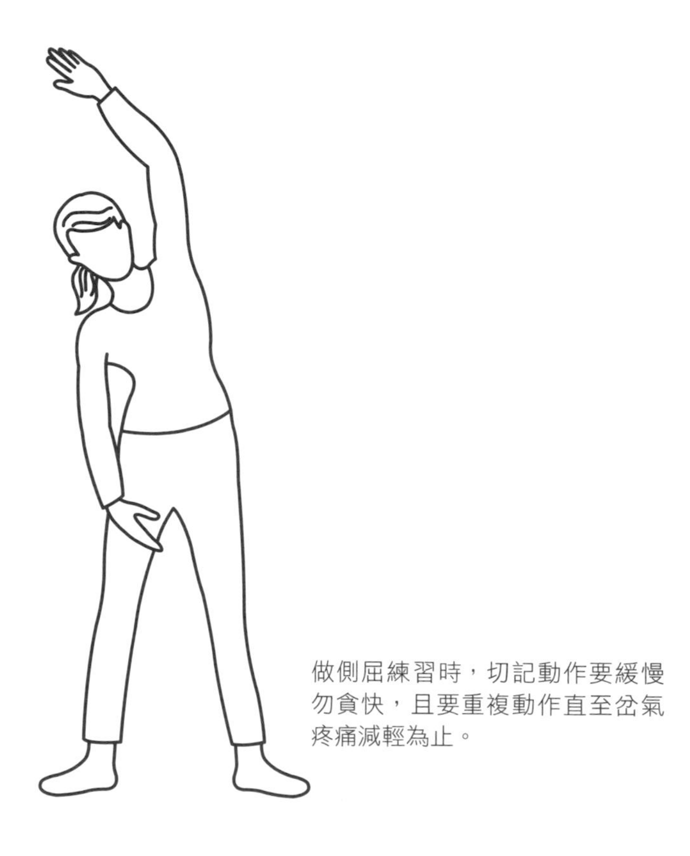

做側屈練習時，切記動作要緩慢勿貪快，且要重複動作直至岔氣疼痛減輕為止。

貼心小提醒：

＊ 做運動前，一定要先熱身，一般要熱身 5 ～ 10 分鐘；運動中，要加深呼吸，使身體可以有充足的氧氣來滿足運動的需要。

＊ 冬天運動時，儘量用鼻子呼吸，以減少外界冷空氣對呼吸肌的過分刺激。

＊ 跑步的時候儘量使呼吸與跑步的節奏相合，可以「二步一呼、二步一吸」或「三步一呼、三步一吸」，依照自己的運動習慣而定。

小兒腹瀉：喝熱米湯止瀉

小兒腹瀉是一種嬰幼兒的常見病症。有些家長一聽到腹瀉這兩個字，就以為是拉肚子，其實小兒腹瀉的初期症狀是嘔吐，不管餵寶寶吃什麼，他都會吐出來。

一般來説，導致寶寶腹瀉的原因主要有以下 3 點：
1. 是受寒。譬如天氣變涼沒有及時增添衣服，吃過多寒涼食物，光腳在涼地走路，睡覺時沒有蓋好肚子等等。
2. 是飲食不當。因嬰幼兒的咀嚼能力差，消化功能弱，固體食物攝取太多，就會引起腹瀉。
3. 是細菌感染。這種腹瀉一般是由於飲食不潔，導致病原體侵入體內造成的，在夏秋季多發。

症狀：嬰幼兒出現嘔吐、大小便次數增多、腹痛、大便很稀或呈水狀，還常伴有發熱及感冒症狀，嚴重時還會出現精神萎靡、口乾、皮膚彈性差、眼窩凹陷、尿少等脱水現象，如果不及時治療，可能會導致脱水性休克而危及生命。

實用小妙方：喝熱米湯、鹽水

做法：給孩子喝熱米湯，譬如大米湯、糯米湯、玉米湯、小米湯、高粱米湯等。

米湯，又叫米油，是熬稀飯時，凝聚在鍋面上的一層粥油。其性平、味甘，有養胃生津、滋陰長力的神奇作用。另外，米湯內還含有高濃度的碳水化合物和維生素，可增加人體內水鹽的吸收，補充人體所缺維生素。在《本草綱目拾遺》中就有「米油，力能實毛竅，最肥人。黑瘦者食之，百日即肥白，以其滋陰之功，勝於熟地也。」這樣的記載。由於嬰幼兒腸胃功能較弱，給孩子喝一碗熱米湯，治療小兒腹瀉方便又有效。

米湯熬得不要太稠也不要太稀，飲用米湯的次數和用量，要與小兒腹瀉的次數成正比，腹瀉次數多，就多喝幾次，待腹瀉好轉後，再持續服用幾天，腹瀉就可以徹底治癒了。

除了喝米湯外，家長還可以在睡前用熱水給孩子泡泡腳，按摩按摩腳底，可以幫助祛除孩子體內的寒氣，儘早恢復健康。為了避免孩子因腹瀉造成脫水，孩子腹瀉時，父母可以在白開水中加入一點點鹽，少量多次地給孩子喝，維持孩子體內的水鹽平衡。

貼心小提醒：

＊ 如果孩子腹瀉嚴重，出現便血、高燒的症狀，還是應趕緊送醫救治，以免延誤病情。

經痛：按摩氣海穴暖身體

據調查顯示，全球有 80% 的女人遭受經痛困擾，且其中 50% 沒有明確的原因。事實上，導致經痛的原因雖多，但總結起來就是氣滯血瘀、寒溼凝滯、氣血虛弱或肝腎虧虛這幾種，其中最普遍的就是寒溼凝滯，也就是「宮寒」。現代女性為什麼經痛，就是有太多不良習慣引起的，如愛吃冷食、速食，老吹空調，不注意保暖等。

症狀：經痛一般發生在月經來臨的前一天或第一天，呈痙攣性、陣發性，嚴重時可出現面色發白、出冷汗、全身無力、四肢厥冷、噁心、嘔吐、腹瀉、頭痛等症狀。

實用小妙方：按摩氣海穴

做法：雙手摩擦至手掌發熱，將右掌心緊貼氣海穴，按順時針方向分小、中、大圈進行按摩，按摩 100 ～ 200 圈後，再用左掌心以逆時針方向同樣按摩 100 ～ 200 圈，直到感到小腹發熱。

有句話說「氣海一穴暖全身」，這個氣海穴就在我們熟知的丹田部位。做為人體精氣匯聚之處，此穴可以益氣壯陽、調經固精，尤其對治療經痛非常有效。中醫認為，常按摩此穴可以使全身都溫暖起來，有強身健體的功效。

氣海穴的位置在肚臍正下方 1.5 寸處，如果以掌心按摩氣海穴後，疼痛持續不減，還可以用食指或中指的指腹按壓氣海穴，按壓 3 ～ 5 秒鬆開，過 2 ～ 3 秒再壓，按照「指壓時呼氣，停壓時吸氣」的節奏重複 3 ～ 5 次。

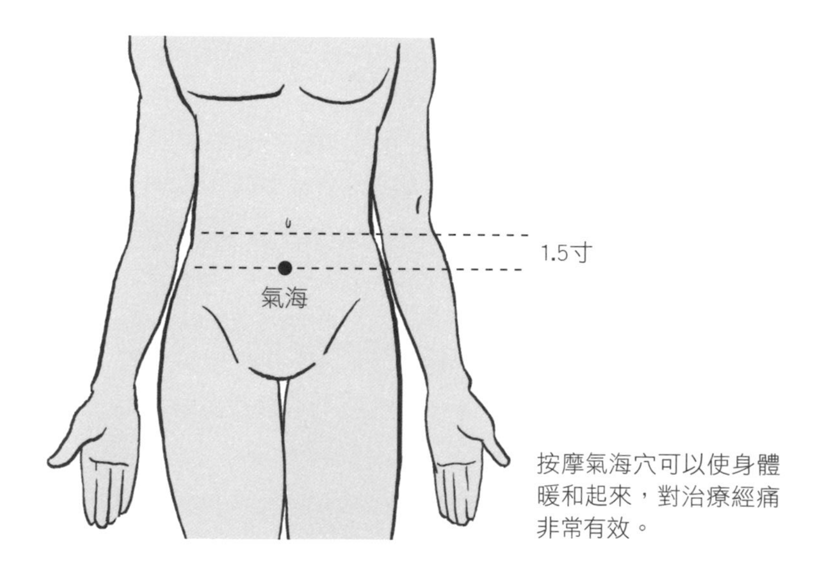

按摩氣海穴可以使身體暖和起來，對治療經痛非常有效。

另外，女性在月經期間，睡前喝一杯加蜂蜜的熱牛奶，也可以緩解甚至消除經痛。

貼心小提醒：

* 月經前一周少吃鹽、茶葉、辛辣和含有咖啡因的食物。
* 保持規律的作息和充足的睡眠，平常多做運動，改善體質。
* 注意腹部保暖，經期少接觸冷水。

便秘：核桃黑芝麻粉助排便

很多人有便秘的經驗，尤其老年人和體弱者，由於胃腸功能不好，更是屬於高危險群，但現在，越來越多的中青年人也有便秘問題。尤其是職業女性，約占便秘患者的30%，因為她們坐著辦公，又不常運動，導致胃腸功能變弱，胃腸蠕動變慢，糞便就會停留、積聚在腸內。

便秘是由於飲水過少、精神壓力大、胃腸功能不好等，導致糞便在腸內停留過久而排便不順暢。發病時總是隔 3、4 天，甚至一個星期才排一次大便，而且每次排便都是一次痛苦的折磨。

症狀：大便次數減少、大便乾結、排出困難或有排不盡的感覺、肛門部疼痛。一般 2、3 天以上無排便，就有可能是便秘，或雖每天都排便，但排便困難且排便後仍有「殘便感」，或感腹脹。

實用小妙方：核桃仁＋熟黑芝麻 磨粉服用

做法：取核桃仁 60 克、熟黑芝麻 30 克一起搗爛，再用擀麵棍壓碎成粉，每天早晚各服用 1 茶匙，也可以用少量溫開水送服。

服用此方，一般約 3 天就能見效，輕鬆排便，長期服用亦可有效預防。便秘會讓人腹脹、皮膚粗糙、心情煩躁，還容易患痔瘡。有些人一便秘，就去藥店買浣腸使用或者吃瀉藥，一開始似乎管用，但一停止用藥，又會開始便秘，只有再吃藥才能緩解，不能從根本上治癒。

實際上，中醫是非常不贊成用這種方法的。因為這些藥物都是直接刺激腸道肌肉收縮來達到排便的效果，用久之後會形成藥物依賴，甚至導致大腸肌無力，所以越用效果越差。而且，長期使用還容易導致腸胃功能紊亂，引起其他腸道問題。

其實，核桃仁和芝麻，就是能夠治療便秘的佳品。中醫認為核桃性溫、味甘、無毒，入肺、肝、腎三經，能補腎助陽、補肺斂肺、潤腸通便。據《本草綱目》記載，核桃仁有「補氣養血，潤燥化痰，溫肺潤腸」等功效。現代科學發現，核桃內含有豐富的核桃油，還有大量粗纖維，吃進肚子裡後，核桃油能軟化大便、潤滑腸道；粗纖維能吸水膨脹，刺激腸道運動，有助順利排便。

黑芝麻性溫、味甘、平，入肝、腎、大腸經，潤五臟、補肝腎、益精血、潤腸燥。腸內的燥熱解除了，大便就不會乾結，排便自然變得順暢了。黑芝麻不但能有效緩解便秘，同時還能補血益氣、烏髮養顏、延緩衰老。《本草綱目》稱：「服黑芝麻百日能除一切痼疾。」每天吃點核桃加黑芝麻，不僅可預防及治療便秘，皮膚也會變得光滑細膩，精神狀態也會更好，讓人顯得更年輕，有活力。

貼心小提醒：

* 核桃雖好，但因含有大量油脂，食用過多會引起肥胖。另外也不宜與酒同食；肺炎、支氣管擴張等患者最好不要吃核桃。而黑芝麻，一定要吃炒熟的才有效果。

* 多吃新鮮水果、蔬菜、五穀雜糧及豆製品，每天喝至少 1500 毫升白開水。同時，適當做些運動，養成良好排便習慣。

痔瘡：新鮮蘆薈塗擦患處

痔瘡是肛門附近靜脈叢發生曲張的一種慢性疾病。發生的原因，不外乎肛門的血液循環不良，或因排便時用力過猛造成出血性傷害。許多上班族整天坐著辦公，回家後又累得一屁股坐在柔軟的沙發上，久久不願起身，因此很容易被痔瘡「盯上」。

痔瘡的誘因很多，年老體弱、飲酒吸菸、飲食辛辣等都有可能引發痔瘡。如果你的工作是在辦公室裡久坐並且有便秘的狀況時，患上痔瘡的機率就比普通人要高。如果有便血、直腸墜痛、腫物脫出、肛門瘙癢等症狀時，則很有可能已經患痔瘡了。

症狀：排便困難，肛門處疼痛、搔癢或者出血。

實用小妙方 1：蘆薈剖面 早晚塗擦肛門

做法：早晚洗淨肛門，取 3～5 公分長的新鮮蘆薈段，削去兩邊的刺，從中間剖開，用帶汁那面塗擦肛門周圍約 1 分鐘，連用 3 天。

如果痔瘡較嚴重，可將蘆薈去皮，蘆薈肉切成 1 公分 ×1 公分 ×3 公分小塊，睡前塞入肛門內，讓它一整晚都能發揮功效。蘆薈無須刻意取出，大部分汁液會被患處吸收，其餘殘渣排便時自然會排出體外。

為什麼用蘆薈來治療痔瘡呢？中醫的理論認為，痔瘡為「熱迫血下行，鬱結不散」所致，而蘆薈味苦、性寒，入肝、心、胃、大腸經，能夠清熱解毒、消瘀散結，所以對痔瘡有很好的消腫治療效果。編撰於北宋初年的《開寶本草》中曾記載，蘆薈主治「熱風煩悶，胸膈間熱氣；殺三蟲及痔病瘡瘺。」這裡所説的「痔瘺」，就是指痔瘡。

蘆薈在止血、抗菌、消炎方面也有功效。《本草綱目》中稱蘆薈為「盧會」，「拭淨傅（敷）之」能治療外傷及皮膚病。現代科學研究顯示，蘆薈的葉片中含豐富的黏膠液體，其中蘆薈素 A、創傷激素等能抗病毒感染，促進傷口癒合，有消炎殺菌、收斂生肌的作用。

雖然蘆薈好處多多，但要記住，並非任何一種蘆薈都能做為藥物外用。上農大葉蘆薈、中國蘆薈、皂質蘆薈的葉片都可以做為藥物外用，其中以上農大葉蘆薈最為適用。這種蘆薈的邊緣有鋸齒，嫩葉有不規則的白色斑點，長大後逐漸消失，汁液豐富，葉片肥厚，是外用的理想藥品。千萬不要把龍舌蘭、雷神或僅有觀賞價值的蘆薈品種用來治病，可能有毒！

另外，蘆薈鮮葉汁內含有草酸鈣和多種植物性蛋白質，有些患者皮膚特別敏感，在用新鮮蘆薈葉擦抹後，皮膚會癢或長小紅疹，一般不會太嚴重，約半天可退。遇到這種情況時，可以將蘆薈鮮葉汁用冷開水稀釋後再用，若過敏嚴重者則應立即停用。已經長出的小疹子，可用溫水沖洗，但千萬不要用手指去抓，以免抓破皮膚，造成新的感染。

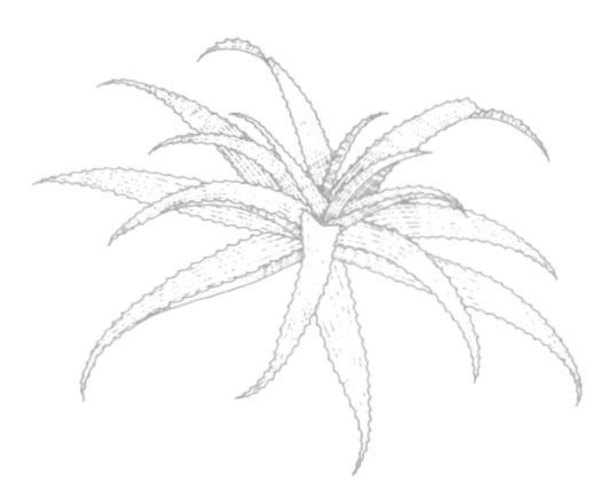

蘆薈有止血、抗菌、消炎之功效，但並非所有品種都能用，有些品種可能有毒。

實用小妙方 2：提肛運動 預防痔瘡

做法：將臀部及大腿用力夾緊，配合吸氣，將肛門向上收提，稍閉一下氣，然後呼氣，將肛門放鬆，重複 10 ～ 20 次即可。

做提肛運動時可站可坐可躺，時間、場地也沒有限制，一天可以做多次，是預防痔瘡的簡便方法。

貼心小提醒：

* 生活規律，每天定時排便，保持大便通暢。
* 經常清洗肛門，並要保持乾燥。
* 飲食宜清淡，多吃蔬菜水果，如西瓜、香蕉、番茄等，都有潤腸的作用。
* 夏天時，多飲加鹽開水，避免汗液排泄過多。
* 適當的運動可以減低肛門靜脈壓，防止靜脈發生曲張，有助防治痔瘡。

第五章
解決五臟疼痛小妙方

冠心病：常吃醋豆免吃藥

心臟，是人體的重要器官，它將人體內的氧氣和營養物質透過血液輸送到全身，維持人體各項功能的正常運轉。而血液給心臟本身提供氧氣和營養物質是經由冠狀動脈來完成的，一旦身體內脂質代謝不正常，血液中的脂質附著在原本光滑的動脈內膜上，就會在動脈內膜堆積成白色斑塊，發生動脈粥樣硬化病變，也就是我們常說的冠心病。

如果患者發生心肌梗塞，疼痛症狀與心絞痛類似，但是疼痛持續時間更長也更劇烈，可持續幾小時或幾天，並伴有休克、心肺衰竭和心律不整等症狀。如果沒有及時治療和保養，就會發展成冠狀動脈嚴重狹窄，甚至發生心肌梗塞，後果就嚴重了。

症狀：經常性的胸部緊悶或心臟有壓迫感，間斷出現心絞痛，疼痛部位多在前胸正中，痛感可放射至咽部、左肩及左臂，可持續幾秒至幾分鐘。

實用小妙方：黑豆＋米醋 醃製醋豆食用

做法：取黑豆500克，洗淨晾乾，在鍋裡煮熟後，裝入有蓋的玻璃廣口瓶中，倒入米醋，將黑豆完全浸泡。待黑豆泡脹後，再加一些米醋，直到黑豆完全飽和，再倒入米醋將黑豆淹沒，將瓶口密封，放至陰涼處，約半個月即成醋豆。

醋豆是由黑豆製作而成，泡好的醋豆呈黑紫色，可直接食用，佐餐亦可。黑豆性平、味甘，入肝、腎二經，可滋補肝腎，有潤五臟的功能。

在我國，很早就有吃黑豆的歷史，《本草綱目》就記載了一位老人「每天就水吞服生黑豆二七枚，謂之五臟穀，到老不衰。」的例子。但是，黑豆是如何防治冠心病的呢？有兩個主要原因。

其一，豆類裡含有大豆異黃酮，而黑豆中含量最高。大豆異黃酮可以降低血脂，直接作用於血管平滑肌，抑制動脈血管上的斑塊增大，同時它還能抵抗血小板聚集，避免血栓形成，對引起動脈硬化的基因也有調節和抑制作用。很多臨床上治療冠心病的藥物，都是從大豆裡提取異黃酮製成的。

其二，豆類中含有大量不飽和脂肪酸，能與血液中的膽固醇結合，生成熔點很低的酯，從而達到降低膽固醇、防治動脈硬化的目的，用醋泡過後效果更佳，持續食用，對預防和治療動脈硬化、腦中風和冠心病均有效果。

除了治療冠心病外，醋豆中還含有醋酸鈣，極易被人體吸收，能防治中老年骨質疏鬆症，還有抗癌、烏髮、減肥、祛老年斑等作用。

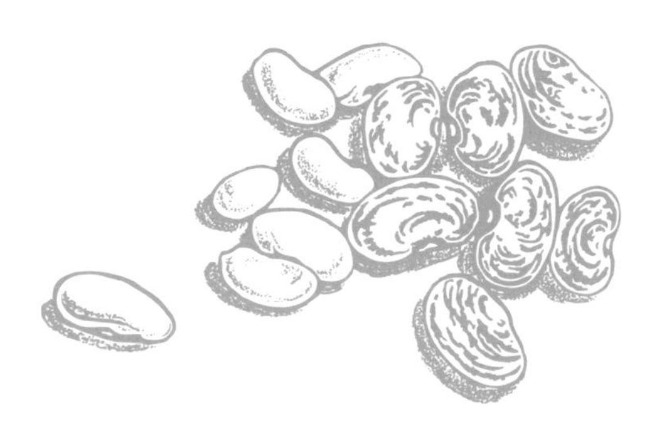

豆類中含大量不飽和脂肪酸，可降低膽固醇，防止動脈硬化，用醋泡過效果更佳。

心絞痛：速按內關穴

心絞痛，是冠狀動脈粥樣硬化性心臟病的主要臨床表現之一，一般在病人情緒激動、受寒、飽餐或體力勞動過後，由於冠狀動脈供血不足，心肌暫時缺血、缺氧而突然發作。

症狀：發作時，患者心前區和胸骨後劇烈疼痛，痛感可放射至左肩及左上肢內側，胸內有緊悶及壓迫感、窒息感等，可持續數分鐘，一般休息一會兒或者服用硝酸甘油片後可緩解症狀。

實用小妙方：點按兩臂內關穴

做法：用拇指指尖，有節奏地持續點按患者內關穴，兩側手臂都要按，使之有酸、脹、麻的感覺為佳。

內關穴在前臂正中，腕橫紋上 2 寸。也可以將左手的食指、中指、無名指併攏，將無名指放在右手腕橫紋上，這時右手食指和左手臂交叉點的中點，就是內關穴。或是握一下拳頭，在兩根大筋中間的位置，就是內關穴。如果點按內關穴 2 分鐘後仍無效，應趕緊採取其他急救辦法。

該方法簡單易行，而且效果顯著，在《黃帝內經》中就有關於內關穴的記載。不僅如此，內關穴對預防和治療胃痛、呃逆、腹瀉、孕吐、暈車等都有一定的功效。

患者自己也可以在平時用硬幣的邊緣，沿著手腕上下方向滾動按揉，每天做半小時，有預防心絞痛發作的作用。

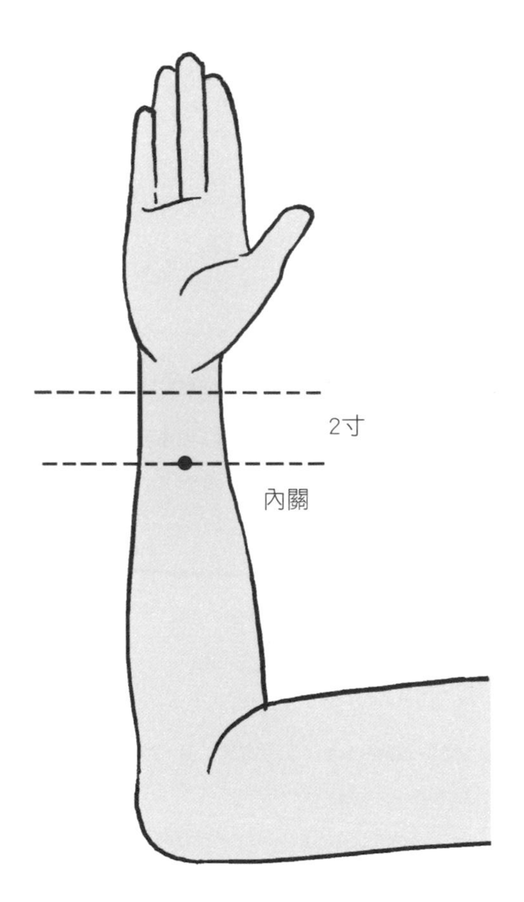

按壓內關穴，是心絞痛發作時的急救良方。此外，也可治療胃痛、孕吐、暈車等。

肝病：喝甘草茶、泥鰍湯

肝病是指發生在肝臟的病變，包括以 B 型肝炎為主的各類肝炎、肝硬化、脂肪肝、酒精肝等多種肝病。這是一種常見的危害性極大的慢性疾病，應以積極預防為主。許多肝病患者在經過長久的治療後，肝功能指標有所好轉，但是一停藥，又依然照舊，讓人苦惱不已。

症狀：噁心、厭油膩、食欲差、全身乏力等，可出現嘔吐、腹瀉、脾腫大等症狀。

實用小妙方 1：喝甘草茶

做法：用沸水沖泡一大壺甘草，當水一樣飲用，一天數次，一週喝上幾天，加班勞累、喝酒應酬前也可以泡水飲用。

中醫認為，甘草性平、味甘，具有補脾益氣、清熱解毒、緩急止痛、調和諸藥的功能。用甘草來治療慢性肝病、保肝護肝有悠久的歷史，秦漢時期的《神農本草經》就將甘草列為上品，稱其能「主治五臟六腑寒熱邪氣，堅筋骨、長肌肉、倍力氣、解毒。」現代醫學則認為，甘草裡含有甘草酸等有效成分，有保肝作用，並經由改變細胞膜通透性阻止病毒進入肝細胞，達到抗病毒的作用。此外，它還能集中附著在肝細胞內抑制 B 肝病毒，因此在 B 肝的治療中具有比較好的效果。

另外，這個妙方雖然簡單方便，但要長期飲用才能見效。但是，如果長期服用，則可能導致血壓升高、身體水腫，所以，高血壓、腎功能損害的患者最好不要用這個妙方。

實用小妙方 2：喝泥鰍湯

對於高血壓、腎功能不全等不適多喝甘草茶的肝病患者，則建議可以吃點泥鰍製品或喝泥鰍湯滋補。

泥鰍被譽為「水中人參」，有人把它當成高級營養補品。中醫認為，泥鰍性平、味甘，無毒，有調中益氣、祛溼解毒、滋陰清熱、通絡益腎的功效，同時也是滋補保肝的佳品。

貼心小提醒：

* 改善生活習慣，戒菸、酒，飲食戒油膩，睡眠充足。
* 肝膽與人的情緒有密切關係，「怒則傷肝」，因此要保持樂觀情緒，心胸開闊。

胃病：多吃核桃豆腐雞蛋

現代上班族工作緊張忙碌，生活步調快，許多人三餐不正常，導致腸胃出狀況，胃痛、脹氣、反胃、噁心等毛病全都找上門，一犯病不免叫苦連天。

症狀：胃痛、反胃、脹氣、噁心。

實用小妙方 1：核桃炒紅糖趁熱吃

做法：取 5 ～ 7 個新鮮核桃，砸去外殼取出仁後切碎，在砂鍋內溫火炒至淡黃色，再放入兩茶匙紅糖拌炒，炒好趁熱吃。

中醫認為核桃性溫、味甘，無毒，有健胃補血的功效。唐代孟詵著《食療本草》中記述，吃核桃仁可以開胃、通潤血脈。紅糖性溫、味甘，入脾經，具有益氣補血、健脾暖胃、緩急止痛的作用，《本草綱目》稱其能溫胃和中，能有效緩解胃痛。這兩樣東西，主要是以增強體質、暖胃補血為主，透過慢慢調理，讓胃恢復到健康狀態，所以需長期食用才能見效。因此，可將炒好的紅糖核桃當日常零食食用。

實用小妙方 2：豆腐拌雞蛋炒了吃

做法：取豆腐適量，將洗乾淨的雞蛋打散，再拌入豆腐調拌均勻烹炒，即可食用。

大家都知道，胃酸過多也是導致胃病的重要原因，雞蛋含有豐富的纖維蛋白和鈣質，對於中和胃酸、治療胃痛等有功效。這個妙方通常一次就有效果，若持續食用一個星期，基本上就能解決胃酸、胃痛、噁心等問題。

除了胃酸過多，幽門桿菌感染也是引起慢性胃病的常見原因。現代中藥研究發現，有多種中藥對幽門桿菌有調理作用，尤其是黃連。但黃連最大的問題是泡水後喝起來太苦，很多人受不了這種苦味，幸好還有其他選擇，如甘草、蜂蜜，它們泡水喝的殺菌力雖然沒有黃連強，但是入口容易，持續喝也可達到很好的調理效果。

另外，多吃些花生、紅棗對胃也有很多好處，《本草綱目》記載「花生悅脾和胃，潤肺化痰，滋養補氣。」、「紅棗味甘，性溫，能補中益氣，養血生津，治療脾胃不和。」

貼心小提醒：

＊ 養成健康生活習慣，吃飯定時定量，少吃辛辣、油炸、生冷食物。

腎絞痛：按摩腎俞穴

如果給疼痛打分，腎絞痛一定是高分，很多有過該病經歷的患者都聞之色變。腎絞痛又稱腎盂、輸尿管絞痛，它並非是一種獨立的疾病，而是一種症狀，大多是由某種病因使腎盂、輸尿管平滑肌痙攣或管腔的急性部分阻塞所造成的。

腎絞痛發作時沒有前兆，多為突然發病，發病時疼痛劇烈，嚴重時可發生休克，待痙攣或阻塞解除後，疼痛的症狀會大幅緩解。

症狀：腰腹部突發劇烈、如刀絞般疼痛，陣陣加劇，痛感沿腰部蔓延到輸尿管再到下腹部、腹股溝、大腿內側，並向會陰部蔓延，疼痛可持續幾分鐘到幾小時不等，並伴有噁心、嘔吐、腹脹、大汗淋漓、面色蒼白、輾轉不安等症狀，嚴重時可發生休克。

實用小妙方：按摩腎俞穴、熱敷疼痛處

做法：採俯臥的姿勢，用右手拇指指腹按壓患者疼痛一側的腎俞穴，以順時針或逆時針方向，進行旋轉式按摩，按摩１～２分鐘。

腎俞穴位於腰部，在人體第二、第三腰椎棘突之間，旁邊 1.5 寸的地方，有左右兩個穴點。

緩解腎絞痛除了按摩腎俞穴外，還可以在腎絞痛一側的腰部採熱敷的方法，譬如用熱水袋、熱毛巾等放在腰部疼痛部位，溫度以不燙傷皮

膚為原則，可以有效解除腎盂與輸尿管的陣發痙攣性收縮，再喝上幾口熱茶，對解除痙攣、緩解疼痛也有幫助。

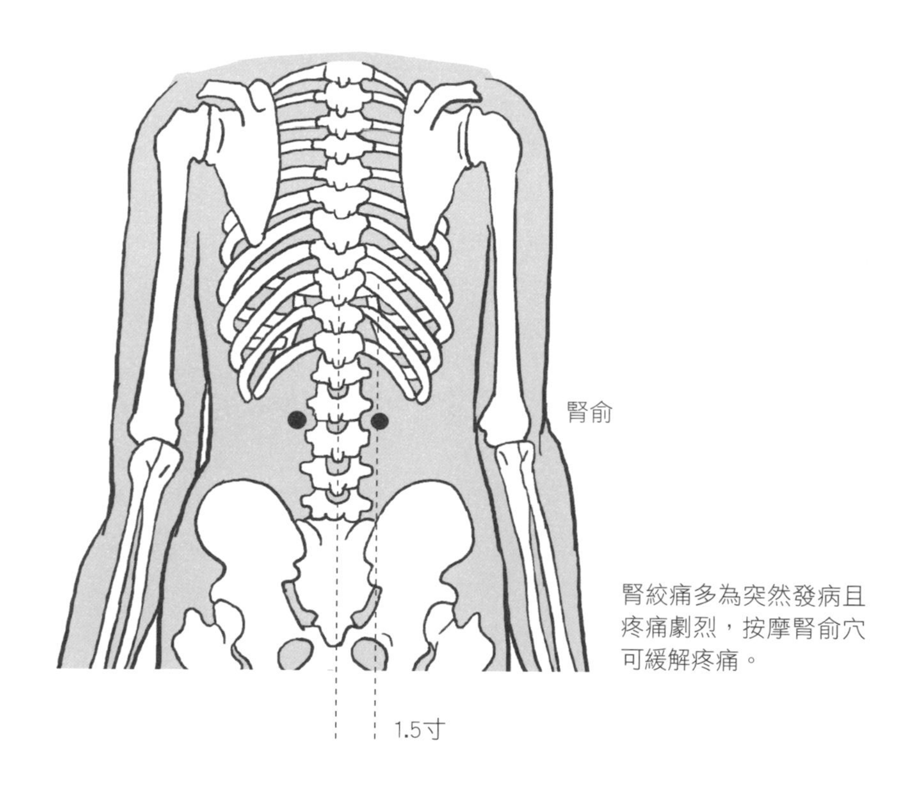

腎絞痛多為突然發病且疼痛劇烈，按摩腎俞穴可緩解疼痛。

貼心小提醒：

＊ 按摩只能暫時止痛，發病時仍要盡快就醫查出病因，才能徹底根治。

腎結石：喝大葉金錢草茶、吃鈣片

腎結石，顧名思義，就是腎臟裡面長了「石頭」，即尿液中的晶體在腎臟中沉積、增長，大到一定程度，就會影響健康。 在泌尿系統的各個器官中，腎臟是最容易形成結石的部位。每 20 個人中，就有一個可能會患腎結石。青壯年是腎結石高危險群，發病的年齡多為 20 ～ 50 歲，其中男性患者是女性患者的 2 ～ 3 倍。

症狀：腎部疼痛、血尿。

實用小妙方 1：沸水沖泡大葉金錢草飲用

做法：大葉金錢草 10 克以沸水沖泡加蓋，5 分鐘後飲用，剩餘 1/4 時再加入沸水，一天多次沖泡飲用，飯後飲用效果更佳。

腎結石，中醫稱為「砂淋」，治療宜健脾溫腎、壯陽化石、清利溼熱、化瘀排石。現代醫學多採用切開取石術，民間則多用藥物化石法，先化石再排石，不動手術化解，對較小的結石療效很好。

中醫認為，金錢草性涼、味甘、微苦，入歸肝、膽、腎、膀胱經，能利水通淋、清熱解毒、散瘀消腫，主治肝膽及泌尿系統結石。一項研究顯示，70 ～ 80% 的腎結石是由於草酸鈣的沉積引起的，而金錢草含有多種酮類成分，能使鹼性尿液酸性化，達到溶石的作用，抑制草酸鈣結晶的形成，讓結石的顆粒變小甚至消失；其次它還能增加腎盂、輸尿管內壓，達到推石下移的作用。同時，金錢草具有顯著的利尿作用，且能鬆弛、擴張膀胱、輸尿管平滑肌，利於結石排出。

這樣一溶二推三排，細小的腎結石基本都可解決。此方需要連續喝 2 個月以上，一直喝到症狀緩解，去醫院複查結石被排乾淨為止。

實用小妙方 2：每天隨餐吃一粒鈣片

做法：吃飯時同時吃一片鈣片，一天一粒即可。

預防腎結石，實際上就是預防草酸鈣形成。草酸鈣結石要在腎臟裡生成，關鍵的因素並不是鈣，而是草酸。只有在吸收了大量草酸的情況下才容易出現草酸鈣結石，否則體內的鈣含量再多，也不會形成腎結石。所以只要能減少體內的草酸，就能預防草酸鈣結石，而吃鈣片補鈣就能達到這個目的。

貼心小提醒：

約有 50% 的腎結石患者在 10 年內會復發，其中，男性患者復發率高達 70%，因此結石的預防非常重要。

* 草酸鈣結石患者，應當減少攝取容易產生草酸的食物，如菠菜、莧菜、空心菜、芥菜等。
* 多喝水。結石患者每天最好能喝 4000 毫升以上液體，儘量以白開水、礦泉水為主，淡茶水、橘汁與西瓜汁也可，要分多次飲用，不要一次喝太多。

膽結石：南瓜蔓泡水喝 排結石

隨著人們生活水準提高，也引來了很多「富貴病」，膽結石就是其中之一。為什麼說膽結石是「富貴病」呢？因為膽結石的發病原因主要有：喜歡吃甜食，造成膽汁內的膽固醇、膽汁酸、卵磷脂三者比例失調，膽固醇積累過多，形成結石；不運動、肥胖引發膽結石；攝入脂肪類食物過多，使體內膽固醇和膽紅素的含量增加，形成結石；長期情緒不佳，亦為成因之一。

症狀：右上腹疼痛，疼痛程度依結石的大小而定，嚴重時會突然呈撕裂或燒灼般疼痛，且越來越強烈，並伴有發抖、發熱、嘔吐、噁心、黃疸等現象。但如果結石較小，疼痛沒那麼明顯，往往會當成胃炎而誤診。

實用小妙方：喝南瓜蔓水 禁菸酒忌辛辣油膩

做法：取乾南瓜蔓 100 克，洗淨切碎，放到熱水瓶中，用開水浸泡，當水飲用，可以邊喝邊加水，隔天換藥重泡。

乾南瓜蔓可在中藥行買到。如果用新鮮的，克數要加倍。平日儘量多喝南瓜蔓水，連喝 4 ～ 5 天，即開始排石。當出現混濁狀尿液，有時還伴有小顆粒出現，説明身體內的結石有排出。

在用南瓜蔓治療期間，嚴禁吸菸、喝酒和食用辛辣、油膩的食物，尤其是肥豬油，否則不僅達不到治癒的效果，還會出現不良後果。

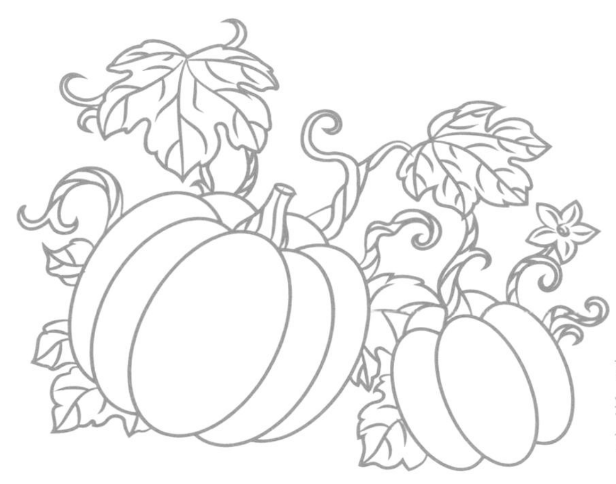

南瓜蔓泡水喝，可排膽結石，但治療期間嚴禁菸酒及食用辛辣、油膩食物，否則會有不良後果。

貼心小提醒：

＊ 按時吃早飯，早上起來喝一杯水。因為長期空腹會導致膽汁分泌減少、膽汁酸下降，使膽汁中的膽固醇呈高飽和狀態，易於沉積，形成結石。

＊ 控制糖分的攝取，以免體內胰島素分泌過多，形成膽固醇，引發結石。

＊ 控制脂肪的攝取，以免血脂升高。

＊ 節食減肥要適度，過度節食也會提高患膽結石的風險。

第六章
解決肩背疼痛小妙方

肩背肌疼痛：坐在椅上轉一轉

英國《每日郵報》曾經刊登一份英國頸椎治療協會的調查報告，報告中指出，3～4 公斤的背包重量對人肩背部的壓力，就相當於長期使用電腦或運動性損傷所造成的肌肉緊張度，因而引起肩背疼痛。如果人體的負擔超過了自身重量的 10%～15%，還會引起上半身各部位肌肉的疼痛。

現代人由於背包過重，長時間背在一邊會使脖子不自覺地傾向一邊，有重物的一側肩膀上聳，造成一邊肌肉拉伸，一邊肌肉緊縮的不平衡現象，甚至會因肩背肌肉長期受到壓迫，而造成肌肉拉傷。

症狀：因背包過重或姿勢不正確而造成的肩頸臂部受損，引發肩背疼痛，甚至會因肩背部肌肉長期受到壓迫，而造成肌肉拉傷。

實用小妙方：手抓椅子扶手 身體左右轉

做法：正坐有扶手的椅子中間。吸氣，右手從身體前側伸向左側扶手並緊握，左手在身後緊握右側扶手，雙手用力，使身體儘量向左邊扭轉，保持數秒鐘後放鬆。然後換邊做。

做這個動作時，要注意保持腰部放鬆，下肢不動。此動作不僅可以有效緩解肩背疼痛，還能消除腰部贅肉。

肩背疼痛：按摩後溪穴疏通督脈

對於坐辦公室的上班族來説，最親密的朋友非電腦莫屬了。每天一進辦公室，就坐在椅子上打開電腦，一天就過去了，連姿勢都不換一下，很多人因此罹患了電腦症候群：肩膀酸痛、脊背發僵疼痛、腰直不起來、頭暈眼花，人也沒有精神，就算做了全身按摩，也只是當時見效，沒多久就舊病復發，時間長了，關節炎、頸椎病就找上門來了。

症狀：久坐或姿勢不良引起的肩膀酸痛、脊背發僵疼痛、腰直不起來、頭暈眼花等。

實用小妙方：每日按摩後溪穴

做法：一手的拇指指尖抵住另一手的後溪穴，邊按壓邊揉動，按摩3～5分鐘，感到有酸痛感為佳。坐在電腦旁邊時，也可以將雙手的後溪穴抵在桌沿上，用手腕關節帶動雙手，在桌沿上來回滾動。

將自己手掌展開，可以看到手中有3條主線，找到最上面一條，一般我們稱之為「感情線」，然後雙手握拳，在這個感情線的末端可以看到一個突起處，就是後溪穴。

後溪穴是人體八脈交會之一，通於督脈，辦公室一族之所以背痛頻發，就是因為人在伏案工作或操作電腦時，會上身前傾，久而久之就使背上的督脈受到了壓抑，而督脈主一身之陽，人身上的陽氣被壓制，邪氣侵入，人就會生病。而按壓後溪穴可以將被壓抑的督脈解放出來，使身體中的陽氣上升，邪氣下降，自然就舒服一些。

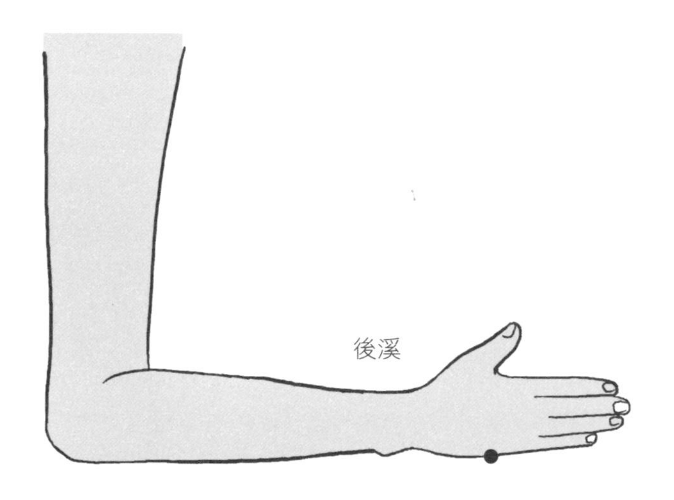

後溪穴是人體八脈交會之一，按壓後溪穴可疏通督脈，不僅有助緩解背痛，還可預防頸椎病。

貼心小提醒：

* 養成每天按摩後溪穴的習慣，不僅可以緩解背痛，預防頸椎病發生，還能有壯陽氣、調節視力、矯正頸椎的作用。
* 避免過度疲勞，多吃豆類、禽類、瘦肉、蝦米、菌類、水果等能增加肌肉彈性的食物。

老年肩背酸痛：生薑、粗鹽熱敷

人的身體就像一架製作精良的機器，時間長了，就難免出現這兒痛、那兒痛的小毛病，尤其是上了年紀的人，即使沒什麼病，腰酸背痛也是常有的事。有些人買各種保健品來吃，結果補了半天也沒什麼效果，還有的老年人認為肩背疼痛是人衰老的正常表現，不用大驚小怪，只是一味地忍受。其實，這兩種對待疾病的態度都是不正確的。

雖然腰背疼痛是老年人的常見疼痛，但如果不採取正確的治療方法，可能會誘發其他疾病。而如果確診後沒有其他嚴重的病變，老人們也不用強忍著疼痛，有時一個小妙方就能使肩背疼痛得到舒緩。

症狀：老年人因過度疲勞或扭傷引起的肩背酸痛、僵直。

實用小妙方 1：毛巾泡生薑水熱敷痛處

做法：取一大塊生薑，拍碎後放在水中熬煮，等水涼至50℃左右時，取兩條乾淨的毛巾，趁熱在生薑水中浸泡擰乾，交替敷在背部酸痛處，每次約 20 分鐘，每天 2 ～ 3 次。

在中醫裡，生薑味辛、性溫，是人體的保護神，有散寒發汗、止咳化痰、和胃、止吐等多種功效，平常著涼感冒了，也可用生薑紅糖水來驅除寒氣。

實用小妙方 2：棉布包粗鹽、薑片熱敷痛處

做法：取粗海鹽 500 克，放在鍋內用急火乾炒 5 分鐘，將鹽炒至發黃發熱後，加入兩片鮮薑片，一起用棉布包好，敷在背上酸痛處，以皮膚感到熱但不燙為佳，每次 20 分鐘，每天 2 ～ 3 次。

這兩種熱敷法對老年肩背疼痛非常有效，可以使肩背局部肌肉鬆弛，擴張血管，達到消炎、鎮痛的作用。但是月經期婦女、孕婦、皮膚過敏者、皮膚炎、腫瘤、心腎功能不全者須慎用此方。

貼心小提醒：

＊ 睡覺時最好選硬板床，可以讓腰部伸直，放鬆腰肌。

＊ 平時除了熱敷以外，還可以將雙手搓熱，沿著腰部上下左右按摩揉搓，或輕輕用拳頭捶打腰部，可以加速腰部血液循環，促進新陳代謝。

＊ 提重物時要量力而為，避免過度勞累。

＊ 平常多吃一些含鈣食物，如豆腐、蝦皮、骨頭湯、排骨等。

孕期背痛：按摩大椎穴

都説懷孕時的女人最漂亮，但懷孕時的女人也是最辛苦的。準媽媽們不僅要面對新生命來臨時身體和心理上的變化，還得承受身體上的不適和疼痛。

懷孕中後期的準媽媽們有很多人有背痛的問題，主要有以下幾點原因：
1. 孕婦在妊娠期雙乳的重量增加，背部的負擔加重。
2. 女性在妊娠期間靜脈回流較差，如果長時間保持同一姿勢，會造成背部肌肉血液循環不佳，無法排出代謝物，引發疼痛。
3. 孕婦過度勞累或運動姿勢不正確，引發背部疼痛。
4. 胎兒在生長時，需要占用孕婦更多的腹部空間，孕婦的下背部就必須承擔更重的壓力來維持身體平衡。如果曾經有過背痛史或從事長時間固定姿勢工作的準媽媽們，更應該注意。

症狀：因懷孕引起的背部肌肉疼痛。

實用小妙方：幫孕婦按摩大椎穴

做法：1. 孕婦側臥，按摩者立於孕婦背側端，搓熱雙手，用雙手手掌掌根在孕婦脊柱兩側肌肉上以圓周狀按揉，直到臀部，反覆操作 6 次，再用雙手手掌左右交替摩擦孕婦的大椎穴 20 次。

2. 按摩者將雙手搓熱，用雙手拇指指腹從孕婦腰部沿著背闊肌外側邊緣向上做圓周狀按摩，直到雙肩，反覆按壓 4 次。然後張開雙手五指，從孕婦腰部滑動到雙肩，反覆 3 次。

大椎穴位於人體後正中線上，第 7 頸椎棘突下凹陷中。尋找時可以讓患者低下頭，按壓患者頸椎附近的脊柱，最低點就是大椎穴。

在按摩過程中，要對按住的肌肉施加一定的壓力，只在皮膚表面摩擦是達不到按摩效果的。

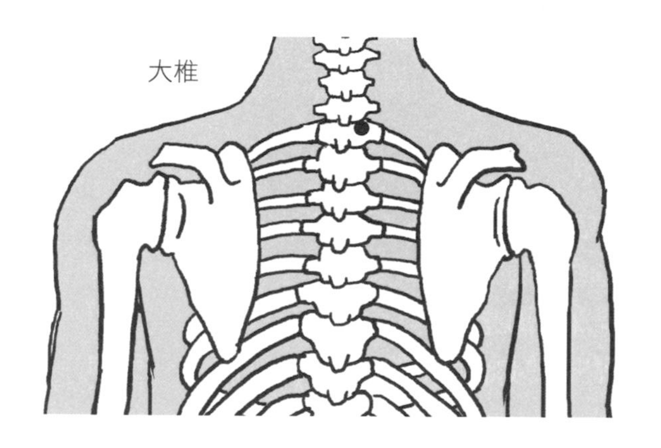

懷孕中後期的孕婦，常有背痛問題，為減輕準媽媽的不適感，可幫其按摩大椎穴。

貼心小提醒：

* 為了減輕腹部對背部的壓力，孕婦可以準備一個托腹帶，白天穿上活動，晚上睡覺時再脫下來，可以分擔腰背部的負擔。
* 孕婦睡覺側躺時，可在腰部下方墊一個楔形枕頭以緩解背部疼痛。
* 引起背痛的原因很多，不要因為懷孕就簡單地診斷為孕期正常反應，如果長時間劇烈背痛，仍應趕緊到醫院就診。

僵直性脊柱炎：加強體能鍛鍊

僵直性脊柱炎是一種系統性自身免疫性疾病，因為其發病痛苦且目前還沒有完全根治的方法，所以又稱為「不死的癌症」，讓人聞之色變。

僵直性脊柱炎發病的早期表現為：

1. 出現不明原因持續 3 個月以上的腰背疼痛、脊柱功能活動受限，休息後沒有緩解。
2. 出現不明原因的、反覆發作的膝關節、踝關節腫痛、關節積液。
3. 在無明顯外傷或勞損史的情況下，出現頻繁的雙側臀部及髖關節疼痛。
4. 在無明顯外傷史的情況下，出現頻繁的單側或雙側坐骨神經痛。
5. 出現反覆發作的跟骨結節腫痛或足跟痛。
6. 出現反覆發作的虹膜炎。

如果身體上有其中一種症狀出現，就可以懷疑是僵直性脊柱炎的症狀，應立刻就醫，查出病因。但大家也不必過於緊張，雖然以現階段的醫療技術還不能徹底治癒該病，但是早期和分期的僵直性脊柱炎患者，只要持續檢查和治療，也可以達到臨床治癒的效果，所以，早期的預防和治療至關重要。

症狀：持續 3 個月以上的腰背疼痛、脊柱功能活動受限，休息後沒有緩解。發病中期可發展到腰背、下肢關節疼痛明顯，久坐或久站後腰背發僵，嚴重時脊柱活動嚴重受限，出現脊柱僵直、變形等症狀。

實用小妙方：身體仰臥 腰、臀拱起

做法：患者採仰臥姿勢，全身放鬆，雙腳併攏，腳尖向上，將雙手放在身體兩側。深吸一口氣，同時將腰部、臀部向上拱起，持續幾秒後，呼氣，同時將腰部、臀部放下。重複 10 次，每天做。

對於很多僵直性脊柱炎患者來說，體能鍛鍊就是免費的良藥，但如果正處於病情發作期，就要停止鍛鍊，否則會加速病情惡化。

貼心小提醒：

* 不要長時間保持一種姿勢，坐久了，可以將腰背緊貼在椅背上休息。
* 多睡硬板床，晨起或睡前可俯臥 5 ～ 30 分鐘。
* 平時多做深呼吸和擴胸運動。
* 儘量避免接觸冷水。
* 保持心情愉快，早睡早起。

肩部肌腱炎：椅上舉重 復健兼塑身

在人體部位當中，肩部是我們身體中最脆弱的區域之一，一不小心就會造成損傷。而對於運動員，尤其是游泳、棒球、高爾夫球運動員，或從事其他手高於頭的投擲運動項目的運動員來説，肩部損傷更是家常便飯，其中最常見的一種肩部損傷就是「肩部肌腱炎」。健身教練、老師或者肩部受過傷的人，也是肩部肌腱炎的高危險群。

症狀：根據受傷肌腱的不同位置，肩膀疼痛可出現在肩膀前方、肩膀側面或者肩膀後側，還有的患者會因為疼痛或肌腱完全斷裂而出現手臂舉不起來的症狀。

實用小妙方：人坐椅 手舉物抬高

做法：1. 患者採取正坐的姿勢，坐在椅前的 1/3 處，雙手各拿重量相等的書或礦泉水，雙手自然下垂。

2. 深呼吸，身體上部慢慢向前，上身貼近大腿，注意不要低頭，眼睛看地板。

3. 吸氣，手臂慢慢向後、伸直，向後上方高舉到最大限度，保持這個姿勢到手臂感到疲勞為止，然後吐氣，手臂慢慢放下，最後吸氣還原。

訓練過程中，手上所拿物品不能過重，動作要配合呼吸同步進行。做此「椅上舉重」運動，不僅有助肩部肌腱炎痊癒，還可以去除手臂多餘脂肪，保持肌肉線條。

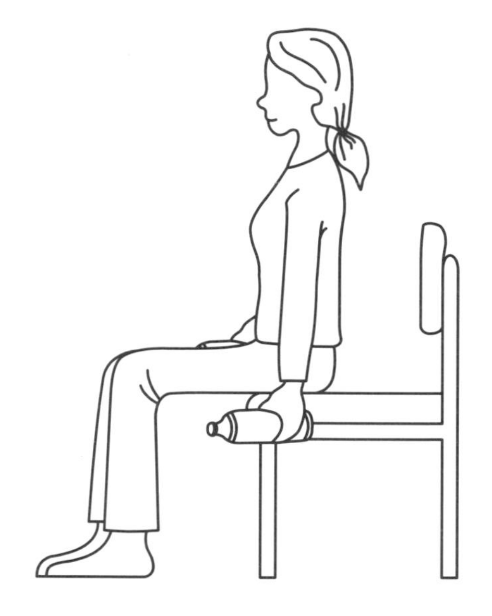

端坐椅上三分之一處，兩手拿相同重量之物，上身往前，手臂後舉，做此動作不僅可改善肩部肌腱炎，還可去除手臂多餘脂肪。

貼心小提醒：

＊ 儘量避免提過重物品。

＊ 做運動前要先熱身，量力而為。

＊ 如果從事長時間高舉手臂的工作要注意休息。

＊ 老人家曬衣服時，曬衣杆最好與眼睛齊平，不要長時間進行擦窗戶、拖地等肩部活動。

五十肩：試試五指爬牆操

我們經常會聽到一個名詞，叫「五十肩」，指人一到了 50 歲，就容易誘發各種肩部疾病，需要特別小心。但是隨著現代社會的發展，各種老年病也開始低齡化，「五十肩」也變成了「四十肩」或「三十肩」。

在西醫裡，「五十肩」有個專有名詞，叫「凍結肩」，中醫叫「漏肩風」，是一種以肩關節疼痛和功能障礙為主要特點的肩部疾病，一般在 50 歲左右發病，所以又叫「五十肩」。

其發病原因主要是由於肩部肌腱、韌帶在長期的活動中發生勞損而變形，引發肌腱、關節囊的炎性改變，加上未及時治療，關節囊發生粘連甚至鈣化的現象，使肩關節活動的角度越來越小，嚴重時導致肩關節活動功能喪失。

症狀：肩部疼痛，肩關節不能自主和被動活動。早期是時痛時輕的陣發性疼痛，天氣變化或勞累後疼痛加劇，逐漸發展到持續性疼痛，夜間疼痛加劇，影響睡眠。肩部受到牽拉時可引起劇烈疼痛。

實用小妙方：手指抵牆 慢慢舉高

做法：1. 患者面對牆壁站立，將患病一側的手指抵在牆上，用手指慢慢沿著牆面向上慢慢爬動，使上肢儘量舉高，直到極限為止，然後在牆上做一個記號，再讓手指向下慢慢原路返回，這樣反覆進行，逐次增加高度。

2. 患者側對牆壁，將患病側手臂展開，手心面對牆壁，將患病側手指沿著牆面向上慢慢爬動，使上肢儘量舉高，直到極限為止，再慢慢原路返回，逐次增加高度。

做這套爬牆操，貴在堅持，不能急於求成，將手臂收回的時候，不能一下子就拉下來，而要緩緩地原路返回，這樣每天堅持，即可治癒「五十肩」。

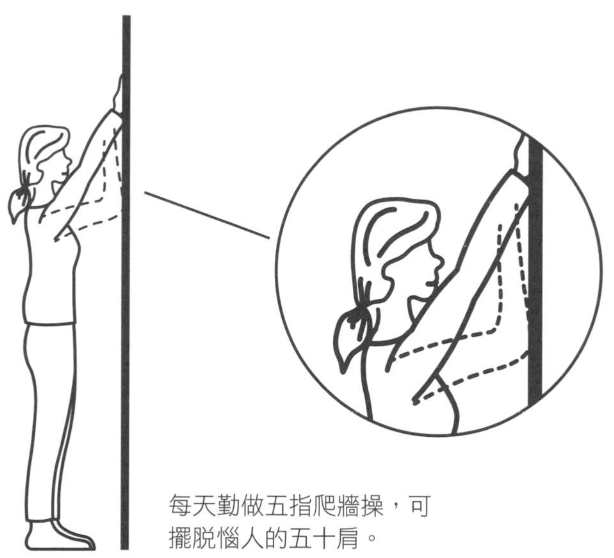

每天勤做五指爬牆操，可擺脫惱人的五十肩。

貼心小提醒：

* 治療期間要注意肩部保暖，避免負重，如果出現肩部明顯劇烈疼痛，要及時就醫。

第七章
解決腰部疼痛小妙方

腰痛背痛：按摩委中、太衝兩穴

現在有很多人腰痛、背痛，特別是坐辦公室工作的人。若座椅不合適或座椅與辦公桌的高度不協調，本身坐姿不良或不良姿勢過久等，都可引發腰痛。

在中醫看來，腰痛是腎臟病的常見症狀之一。中醫認為「腰為腎之府」，説明腰痛與腎臟的關係非常密切，古代文獻中「腰者，腎之府，轉搖不能，腎將備矣」，指出了腎虛腰痛的特點。

症狀：腰痛、背痛。

實用小妙方：用力揉按兩穴位

做法：按揉委中穴，如果腰痛得彎不下，可以按揉太衝穴。

針對各種腰痛病，中醫有一個很重要的治療方法，叫「腰背委中求」。委中穴隸屬足太陽膀胱經。「委」是彎曲的意思，委中穴在膝彎的正中，也因此而得名。

如果出現腰背痛，首先要從委中穴治療，委中穴是一個正好處在膀胱經上的穴位，針刺委中穴可醫治腰痛。

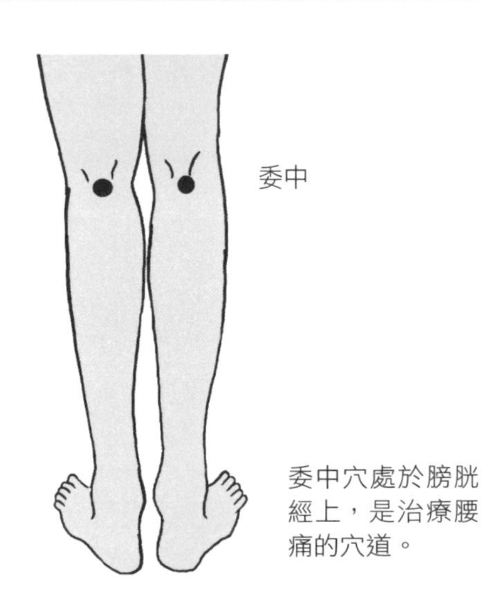

委中穴處於膀胱經上，是治療腰痛的穴道。

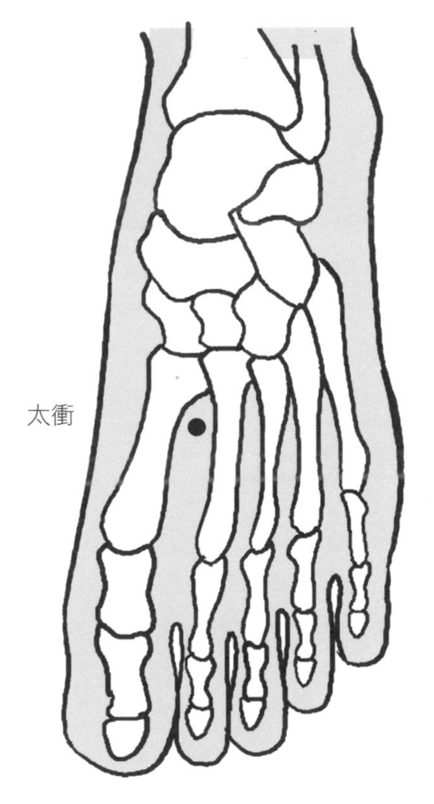

按摩太衝穴不僅可治療腰痛，也可解肝鬱。

在日常生活中，我們也要經常按摩委中穴，按摩的力氣要大一些，雖然會有些疼，但對身體有好處。

如果腰痛得彎不下去，不能俯仰，這有可能是肝經的病，治此病可揉太衝穴。太衝穴位於足背側，第一、第二趾蹠骨連接的部位。取穴的時候從足背第一、第二趾間縫紋頭向足背上推按，推按到兩骨聯合前緣的凹陷（約距縫紋頭上 2 橫指）處，太衝就在該處。

每天晚上按摩太衝穴，可以有效治療腰痛。太衝穴按上去很痛的人，一定愛生氣，所以按摩太衝穴也可以解肝鬱。

女孩子腰部受寒和腹部受寒一樣嚴重，也會引發月經疾患和不育的問題。男人的性功能更和腰有關，所以更要護腰，沒事就把兩手搓熱了，捂在腰眼上，非常有益。上撐兩臂，掌心朝上，同時踮起腳後跟，這樣站一會兒對腰有益，對三焦有益，對前列腺更有益。

如果突遇風寒，著涼，進屋後感覺不舒服，猛打噴嚏，這叫「寒閉」，就是被風寒給閉住了。

治這個病很簡單，趴在床上，針刺委中穴，這時會因劇痛而大喊，全身上下出一層細汗，感冒立刻見好，也許連一劑藥都不用吃。因為針刺委中穴可以迅速驅除寒氣，所以很有效。

腰肌勞損：食鹽熱敷喝黃豆米酒

腰肌勞損，顧名思義，是因腰部的過度勞累損傷造成反覆發作的疼痛，這種疼痛在勞累後加重，休息後緩解，是常見的腰部疾病。現代人工作壓力大，長時間保持一個坐姿或彎腰勞動，都會導致腰部肌肉損傷；另外，還有些人平日貪涼，使冷風侵襲腰部，也會導致腰部肌肉發生水腫、局部充血以及慢性無菌性炎症等。這些損傷如果不注意調養，就會反覆發作，令人痛苦不堪。

症狀：腰部疼痛。

實用小妙方 1：黃豆加米酒 每天喝一碗

做法：黃豆 150 克、米酒 300 毫升，將黃豆炒熱，倒入米酒，加少許水煮成一碗汁液，一次喝完。每天一次

中醫認為，黃豆味甘、性平，具有健脾寬中、潤燥消水、消炎解毒、排膿止痛、益氣的功效，《日用本草》稱其能「治腫毒」。現代醫學認為，黃豆含有豐富的蛋白質和多種人體必需氨基酸，還有大豆皂苷，這些營養物質可以提高人體的免疫力。服用此方，一周可見效。

中醫認為米酒性溫，可以活血補氣、散結消乳，《本草綱目拾遺》中稱其能「行血易髓脈」。現代醫學發現，米酒含有多種維生素、葡萄糖、氨基酸等營養成分，飲後可以治療風溼性關節炎、腰酸背痛及手腳麻木等疾病。黃豆和米酒配在一起，最主要的功效就是活血化瘀、補氣養血，讓腰部的肌肉舒展、血液暢通，疼痛自然就好了。

實用小妙方 2：食鹽炒熱 睡前敷患處

做法：將食鹽炒熱後用布包起來，每晚睡前敷在患處，每次 30 分鐘。

食鹽具有清熱解毒、涼血潤燥的功能，能軟化體內酸性腫塊，且有止痛的作用，中醫很早就用食鹽做為殺菌消炎的外用藥，《醫林纂要》稱其能「活血袪瘀」。外敷止痛，內服則治本。

實用小妙方 3：韭菜根汁加冰糖 每天喝一次

做法：將一把韭菜根洗淨，加 2 碗水，用小火熬成一碗水，加入冰糖調勻，溫熱後一次喝完，每天一次，連續喝半個月。

中醫認為韭菜能溫陽補虛、行氣理血。民間常用韭菜治療身體虛弱、跌打刀傷腫痛。《本草拾遺》稱其能調和臟腑，治「腹冷痛」，而韭菜根溫中行氣散瘀的效果比韭菜葉更強。

腰椎間盤突出：自製腰枕 每日熱敷

出門開車，上班久坐，現代人坐著的時間越來越長，而運動的時間卻越來越少，這一多一少，使得很多人過早地出現腰肌勞損和腰椎老化現象，這就是腰椎間盤突出患病率越來越高和患病者越來越年輕化的主要原因。

得了腰椎間盤突出的患者，不管是走路還是彎腰，都會感到疼痛，很多人遇到這種情況就嚇壞了，認為只有去醫院治療才放心，其實只要到醫院診斷，確認病情不是特別嚴重的話，完全可以自己治療，不用吃藥打針。

症狀：腰部嚴重疼痛。

實用小妙方：辣椒、花椒、生薑、粗鹽等，自製腰枕熱敷

做法：將1000克沙子、100克乾辣椒、100克花椒、100克生薑切片、250克粗鹽混在一起放在鐵鍋裡炒，以不燙傷皮膚為原則，炒熱後裝在布袋子裡，躺在床上，把布袋放在腰部墊著熱敷。

熱敷時，如果覺得有點燙，可以加一、兩層毛巾墊著以隔熱，並把布袋子的厚度調到自己感到舒服的厚度，不要讓腰椎處於彎曲的狀態，以免加重腰椎間盤突出。建議每天熱敷腰枕一次，每次半小時左右，如果病情不是特別嚴重，敷兩次就可見效，一星期左右就可好轉。這個方法對於腰肌勞損患者也同樣有效。

如果找不到沙子，可以用黃豆來代替，沒有粗鹽的話也可以用食鹽代替。之所以會選擇沙子、黃豆、粗鹽這類東西，主要是它們可以讓熱度保持更長時間，加上布袋和毛巾的包裹，就可以讓熱量持續傳導到體內。

這個自製腰枕的熱量不僅可加速人體局部血液循環，而且還能將炎性致痛物質運走，從而加快局部新陳代謝。至於加入乾辣椒，是因為乾辣椒富含辣椒素，辣椒素可以消炎止痛，花椒也具有同樣作用。另外，雖然生薑消炎止痛的作用不明顯，但是它能加快血液循環，一樣有助病情加速好轉。這幾種東西雖沒有直接接觸皮膚，但其成分之一是一種揮發油，具有穿透性，可以穿過布袋和毛巾作用於皮膚。

腰椎間盤突出發病的時候，病人會感覺腰部的肌肉緊繃，這是因為腰部肌肉出現反射性的痙攣和收縮。用腰枕熱敷的目的就是讓緊張的肌肉放鬆下來。

貼心小提醒：

* 腰椎間盤突出很多不用手術就可治好，特別是年齡不大、初次患病且病情不嚴重者，都可以用這個方法來治療。在治療過程中，一定要保護好腰部，別受寒、受潮，否則會加重病情。

閃腰：擦腰揉臀勤按摩

「閃腰」又稱「急性腰扭傷」，是一種常見病症，肢體超限度負重、姿勢不正確、動作不協調、突然失足、猛提重物、運動時沒有先熱身、活動範圍過大等，都有可能造成腰部肌肉、韌帶、筋膜、關節的急性扭傷。

症狀：因腰部扭傷而出現腰部僵直、腰部活動受限、腰部疼痛劇烈、肌肉痙攣等症狀，咳嗽或打噴嚏時疼痛加劇，嚴重時會造成患者行走困難，給患者的生活帶來很大的不便。

實用小妙方：擦、捶、推腰 一日數回

做法：1. 擦腰：採取站姿，雙手握拳，雙腿分開與肩同寬，用雙手拳眼貼緊腰部，用力上下擦動，向下到骶部，向上擦到盡可能高，動作頻率要快，往返數十次，以感到皮膚發熱為宜。

2. 揉臀：用自己手掌的大魚際處（大拇指下方到手腕的區域）貼緊同側臀部，順時針方向用力揉動數十次，再逆時針用力揉動數十次，以感到酸脹為宜。

3. 捶腰：將雙手握成空心拳，輕輕叩擊腰部兩側，由上至下，往返數十次。

4. 推腰：雙手叉腰，使拇指在前，用右手掌向後推右腰，用左手掌向後推左腰，兩手可同時進行，推數十次。

這套按摩動作每天進行 3 ～ 5 次，對緩解腰部疼痛有奇效。但是，如果閃腰過於嚴重且久久不能治癒，可能是在前期閃腰中造成了腰椎損傷，這時就不能僅僅依賴簡單的治療法，應立刻就醫。

貼心小提醒：

＊ 腰部扭傷時要注意休息，不要過度運動，儘量讓腰部保持舒適的狀態。

＊ 睡覺時避免仰臥或雙腿伸直的睡姿，可以採取彎月形的睡姿，側臥，兩腿彎曲。而且如果是軟床最好換成硬板床，這樣可以幫助腰椎恢復自然位置，修復受傷的韌帶。

＊ 在腰部扭傷後的 1 ～ 2 天，可以採用冰敷的方法，用沾了冷水的毛巾或者冰袋，敷在腰部的疼痛位置，以消除肌肉和椎間盤周圍產生的炎症。

＊ 輕微腰部損傷導致的疼痛，一般會在第三天開始減退，這時可以採用熱敷的方法，用沾熱水的毛巾或熱水袋敷在腰痛處，可以幫助放鬆肌肉，消除肌肉痙攣的症狀。

風溼性腰痛：生薑棉花腰帶圍腰間

提起風溼很多人知道，但提起風溼性腰痛很多人可能就感到陌生。其實這種病由來已久，在古代中醫典籍《聖濟總錄》裡就有「夫腎氣虛弱，風寒溼氣，著於腰間，則令腰痛，蓋腰為腎府，腎經留滯風溼，不得發散，注於腰腳，故起坐行立皆痛，甚則浮腫，故謂風溼腰痛也。」的記載。用現在的語言來解釋，風溼腰痛是指腰部遭受風寒溼邪的侵襲，導致腰部血脈痹阻、運動不暢，而引發的一種慢性腰痛。

現代醫學認為，疲勞、受寒和潮溼，如久居溼地、淋雨後未及時換下溼衣、睡覺時受風寒，都是引起風溼性腰痛的原因。另外，風溼腰痛並不是專屬老年人的疾病，現在很多年輕女孩喜歡穿露臍裝，殊不知這樣會大大增加患腰痛的機率，一定要注意。

症狀：在陰雨天會感到腰部發沉、疼痛、怕冷，全身酸懶沉重，待天氣轉晴後，腰痛症狀會得到緩解。

實用小妙方：生薑＋棉花 自製棉腰帶

做法：準備乾淨的棉花 150 克、鮮薑 500 克和一塊乾淨的棉布，將鮮薑切碎，和棉花混在一起，再把薑在棉花上搗爛，使薑汁浸潤棉花。抖去棉花上多餘薑渣，再將棉花曬乾，縫入棉布內，做成一條 16、17 公分寬的腰帶，圍在腰間即可。

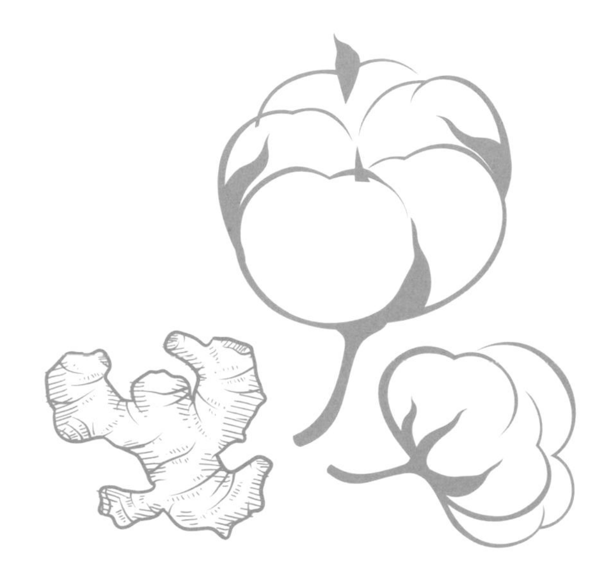

將浸過薑汁的棉花曬乾後，縫入棉布內製成腰帶圍在腰間，可大大改善風溼性腰痛。

貼心小提醒：

* 外出流汗、淋雨或沐浴後，要及時將身體擦乾，換上乾淨衣服。
* 注意患部的保暖，晚上睡覺時蓋好被子，平時可以將雙手搓熱，在腰間按摩。
* 不要過度運動，飲食清淡，尤其不能飲酒。
* 保持健康的生活習慣，持之以恆才能減少復發的機率。

腰椎骨質增生疼痛：鍛鍊腰部

骨質增生做為人身體的一種退化性病變，最常見的就是腰椎骨質增生。腰椎骨質增生是指隨著人年齡的增長，脊柱的椎間盤、關節囊和韌帶會逐漸發生鬆弛，引起脊柱的不穩定。這時，人身體的代償功能會使脊柱的骨質自然增生來達到平衡的目的，時間長了會導致脊椎椎管狹窄或腰間盤突出，從而出現腰椎及腰部軟組織酸痛、脹痛、僵硬、疲乏、彎腰受限等症狀，這就是腰椎骨質增生。

症狀：腰部長期酸痛，彎腰受限，起初不會很痛，行走或背負重物時疼痛加劇，痛感可延伸至大腿，向整個下肢放射。

實用小妙方：俯臥、仰臥運動 強健腰部

做法：1. 患者俯臥，分別將兩腿向上抬至最高處，注意過程中腿不能彎曲，感到腰部發酸後，再堅持 5 ～ 10 秒，然後換腿重複同樣動作。

2. 患者仰臥，將雙腿屈曲。然後以自己的雙足、雙肘和後腦勺這 5 個點為支撐點，用力將臀部抬高如「拱橋」形，感到腰部發酸後，放下。

這個動作做至熟練後，可以將雙臂放在胸前，將 5 個支撐點換成 3 個支撐點，這樣每天練習 10 ～ 20 次，可以有效改善骨骼血液循環，緩解腰部疼痛。

腰椎骨質增生雖然會給病人帶來很大的痛苦，但是早期的腰椎骨質增生因其症狀輕微，並不需要做專業的治療，可以透過做一些運動鍛鍊來達到治癒的目的。

據調查，在腰部肌肉韌帶發達、力量大的人中，腰椎骨質增生繼續發作的機率下降了 80%，因此，針對腰部做一些運動，尤其是一些鍛鍊腰部周圍肌肉和韌帶的運動練習，對病情的恢復很有幫助。

貼心小提醒：

＊ 避免過度運動，鍛鍊時以輕柔、幅度較大為原則，譬如散步、健身操、太極拳、太極劍、長跑等運動。

＊ 需久坐者，儘量選擇可調式靠背椅，使坐下時腰部有所依靠，減輕腰部負擔，每坐一小時，應該站起來活動活動身體。

＊ 堅持腰部保暖，避免因寒冷、潮溼而使腰部損傷。

＊ 保持飲食清淡，多吃一些含鈣、磷、維生素或蛋白質豐富的食品，譬如豆腐、新鮮水果、蔬菜、蝦皮、紫菜、海帶等。

孕期腰痛：善用金字塔形坐墊

很多孕婦在懷胎的過程中都伴有不同程度的腰痛症狀，但是並不能因為其常見就掉以輕心，很多疾病就是因為前期忽視才釀成大禍。由於孕婦的特殊身分，輕則腰酸背痛，嚴重的還會出現腿抽筋、坐骨神經痛等症狀，對孕婦的生理和心理造成不好的影響。

正常情況下，孕期腰痛的症狀在分娩以後，由於腰椎前方負擔減輕，孕婦體內激素恢復到孕前水準，疼痛的症狀會逐漸消失，但是在懷孕的不同時期，造成孕婦腰痛的病因也有很大的差異。

在懷孕初期，孕婦的腰痛一般比較輕微，多為腰酸背痛。這一時期的腰痛往往是由於子宮後傾，壓迫直腸和韌帶造成的，孕媽咪不必緊張，不需要特別治療，但是如果腰痛伴隨陰道出血且疼痛劇烈，就要注意是否有流產或子宮外孕的可能。

到了孕中期和晚期，由於胎兒在子宮內迅速發育，子宮逐漸增大，腹部日益加重，孕婦為了保持身體平衡，經常採取上身後仰的姿態，雖然看起來「孕味十足」，但長時間保持這樣的姿勢，會引起脊柱過度前凸，背伸肌持續保持緊張狀態，造成腰、背部過度疲勞，而產生腰痛的症狀。遇到這種情況，可以試試「三段式座墊」的方法，經由糾正孕婦的坐姿，將重心後移，從而改變脊椎的壓力，讓背脊維持挺直的狀態，達到緩解腰痛的目的。

症狀：懷孕期間產生腰痛。

實用小妙方：大中小 3 層坐墊疊椅上

做法：準備 3 個大小不同的坐墊，最大的與座椅同大，放在最下面，然後放上中等的坐墊，最後放上最小的坐墊，形成「金字塔」形，使 3 個坐墊加起來的厚度保持在 10 ～ 12 公分。

孕婦就座時，臀部坐在坐墊最高點，然後背脊挺直，下腹緊縮，將重心後移，保持自己身體的平衡。採用這種方法可以有效調整、緩解孕婦各部分器官的重擔，預防和減輕孕期腰背疼痛。為了避免坐墊滑掉造成危險，可以用一條布帶將 3 個坐墊固定在椅子上。

貼心小提醒：

＊ 孕婦在懷孕初期時就要持續進行適當運動，如散步、孕婦操等。

＊ 少拎重物，避免長時間保持一個姿勢。保持肚腹溫暖，避免腰背部受涼。

＊ 禁穿高跟鞋，尤其是在懷孕中後期，要換成輕便的低跟軟鞋。

＊ 保持正確坐姿，看電視時，可以讓椅背與坐墊成 120°角，讓身體稍稍後仰，坐在沙發上時，也可以在腰後放個小靠墊，減輕腰背負擔。

Part 3
四肢疼痛 STOP！

第八章／解決上肢疼痛小妙方

第九章／解決下肢、足部疼痛小妙方

第八章
解決上肢疼痛小妙方

滑鼠手：手腕操天天做

「滑鼠手」又叫腕隧道症候群，其實是一種病，因為好發於長期使用電腦滑鼠及鍵盤的人，所以被稱為「滑鼠手」。現在大多數上班族的工作都離不開電腦，使用電腦的時間一長，手部毛病就來了，如果姿勢不恰當，問題就更嚴重了。

症狀：手部逐漸出現麻木、灼痛，夜間加劇，常會在夢中痛醒，還有人會伴有腕關節腫脹、手動作不靈活、無力等症狀，有時候疼痛會延伸到手臂、肩膀和脖子。

實用小妙方：動動手 轉手腕 6 個動作勤練習

做法：1. 按順時針方向和逆時針方向轉動手腕各 25 圈，用來緩解手腕肌肉酸痛感覺。

2. 用力展開雙手的五指，持續 20 秒鐘，做 2～3 次，以增強關節抵抗力，促進血液循環。

3. 用力握拳，然後急速依次伸開小指、無名指、中指、食指。左右手各做 10 次，這個動作可以鍛鍊手部骨節，舒緩僵硬狀態。

4. 用一隻手的食指和拇指揉捏並牽拉另一手手指，從大拇指開始，每指各做 10 秒，達到促進血液循環、放鬆身心的目的。

5. 雙掌合十，上下摩擦至微熱，每天 3 分鐘，這樣可以促進血液循環，緩解手腕肌肉酸痛，防止手腕關節骨刺增生。

6. 雙手手心向上，抓住一個球，普通網球就可以，或手掌可握住的小柳丁、蘋果之類的，然後翻動手腕，變為手心向下，如此反覆 20 次，球的重量可依自己力量而定，這樣做能增強手腕力量，鍛鍊肢體協調能力。

每天做 1 ～ 2 次這套手腕操，大約一個星期就能看到明顯的效果，一個月基本就能告別滑鼠手。

貼心小提醒：

* 在治療期間，要避免受涼，做些熱敷，可以緩解疼痛。如果手腕有扭傷時，一定要等傷好了再做操，否則會加重傷痛。
* 打字時，鍵盤應放與手肘持平的高度；手腕盡可能平放並且正對著鍵盤，不要彎曲也不要下垂。
* 使用滑鼠時手腕要伸直，手臂不要懸空，移動滑鼠時儘量使用臂力，避免使用腕力；每操作滑鼠 30 分鐘，就應該讓手放鬆一下。

腱鞘炎：運動療法很好用

隨著智慧手機的普及，手機逐漸從一個單純的聯繫工具晉升到生活不可或缺的必備品之一。殊不知在享受手機帶來的方便時，有一種疾病正在慢慢蠶食你的雙手。

腱鞘，是身體上一種包繞肌腱的鞘狀結構，可以固定、保護和潤滑肌腱。如果每天讓幾隻特定的手指長時間用力屈伸，譬如敲擊鍵盤、發簡訊、使用滑鼠等，就會使手部肌腱過度摩擦，發生肌腱和腱鞘的損傷性炎症，便是「腱鞘炎」。腱鞘炎還有一個名稱，叫「媽媽手」，因其經常出現在長期從事家務勞動的中老年婦女身上而得名。病情嚴重時可能會造成永久性活動不便，不容小覷。

症狀：手指關節出現疼痛、晨僵、手指關節腫脹、彈響的症狀，局部有壓痛和硬結。早上起床後症狀明顯，而且這些症狀並不會隨著活動而明顯緩解。

實用小妙方：手腕、胳膊動一動

當感到手部刺痛時，可以做些溫和的手腕動作來緩解疼痛，旋轉手腕就是其中最簡單的一種。

做法：1. 運用腕部力量旋轉手腕和手臂 2 分鐘，可以恢復手部血液循環，改善手部彎曲姿勢。

2. 抬起胳膊，使手高於頭頂，然後用大臂帶動小臂旋轉，旋轉手臂的時候同時旋轉手腕，持續做 2 分鐘。

另外，將手放在桌子上，將頭向前、向後彎曲，再看左肩，看右肩，如此旋轉頭部 2 分鐘，鬆弛脖頸部位酸痛的肌肉。

貼心小提醒：

* 多吃蔬菜、水果和一些富含蛋白質及鈣質的食物，譬如油菜、芹菜、橘子、蘋果、梨、瘦肉、雞蛋、豆漿等，對腱鞘炎的恢復都極有幫助。

* 做家事時，要注意手指、手腕的正確姿勢，連續工作時間不要過長，不要讓手指過度彎曲或後伸；工作結束後，最好用熱水泡泡手，再揉搓一下手指和手腕；避免將手指長期浸泡在涼水中，冬天洗衣服時也要戴上手套，防止手部受寒。

* 腱鞘炎不只會出現在手指部位，腳趾、腕、腳踝等關節部位也會發生，可以同時做一些運動療法，事先預防。

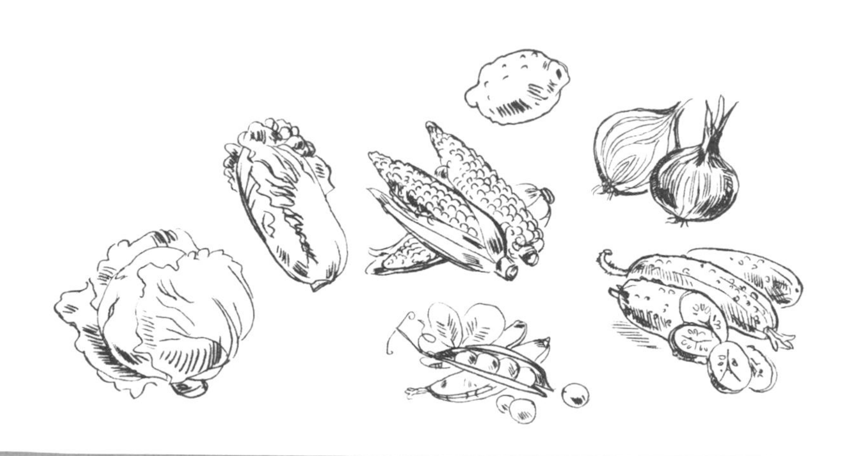

退行性關節炎：叉手操促循環

「退行性關節炎」是一種最常見的關節病變，又叫「骨性關節炎」、「肥大性骨關節炎」、「變性關節炎」、「骨關節病」等，叫關節炎，實際上卻不是炎症，而是指組織變性及積累性勞損引起的關節提前老化，通常在中老年群體中最為常見，所以又被稱為老年性關節炎，在膝、手指、頸、腰椎等處最容易出現。發病後，多會出現關節疼痛、僵硬的症狀，一般在輕微活動後症狀減輕，對老年人健康危害極大。

症狀：手指關節退變引起的手指關節疼痛、僵硬等，嚴重的會引起關節腫脹，肌肉萎縮。

實用小妙方：雙手手指交叉做屈伸動作

做法：將雙手舉到胸前，10 個手指自然張開，然後兩隻手的手指相互交叉，雙手同時做手指的屈伸活動，連做 30 下，直到手指有發熱的感覺為止，每天至少做 3 次。

這套動作非常有效，因為退行性關節炎的主要病因，就是關節腔裡的關節軟骨因長期勞動，受到了損傷。要想治癒，就要從關節軟骨上下工夫，而關節軟骨上沒有血管，其營養物質都是靠關節腔裡的關節液來提供的，常做「叉手操」可以使手指關節反覆活動，加快手指關節處氣血流通，促進關節液的循環；加快手指軟骨間的新陳代謝，以此來達到預防和治療的目的。

為了加快治癒的目的，在做叉手操的同時，還可以加上熏蒸的輔助治療，操作方法也很簡單：在杯中或盆中倒入開水，在做叉手操的同時，將手靠近熱水的水蒸氣中，利用水蒸氣的溫度熏蒸手指關節，如此可加快患處的新陳代謝。

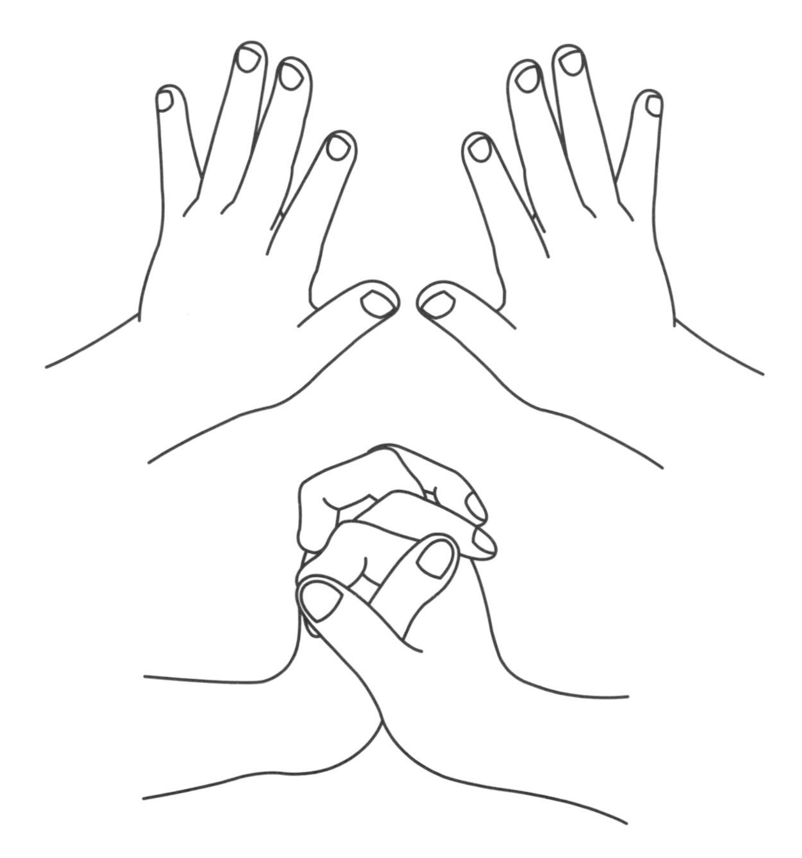

常做叉手操活動手指關節，促進關節液循環，加速手指軟骨間的新陳代謝，有助防治退行性關節炎。

皸裂症：塗抹黃豆凡士林藥膏

一到秋冬季節，很多人會有手部乾燥粗糙、出現裂口，甚至引起疼痛出血的情況，不僅影響到平時的活動和工作，還會影響到手部美觀，出現手指關節變粗的現象， 醫學上稱之為「皸裂症」。

我們人體皮膚之所以能在空氣中保持健康，是因為皮膚裡有一種皮脂腺，會從毛孔內源源不斷地分泌油脂，就像人體的天然保護膜，給皮膚不斷地加油潤滑。並且，它還有個特點，天氣越熱，油脂分泌得越多；天氣越冷，油脂分泌得越少。但是，人體的手掌和腳跟卻幾乎沒有皮脂腺，加上冬季天氣乾燥、氣溫偏低，就會在手腳的部位出現皸裂、流血的症狀。如果不加以治療，還會引發感染，十分危險。

症狀：秋冬季節，手部乾燥、粗糙、裂口，甚至引起疼痛、出血的症狀。

實用小妙方：黃豆末＋凡士林 自製藥膏塗抹

做法：準備凡士林 200 克、黃豆 100 克、紗布 1 卷。將黃豆洗淨、曬乾、研細，過篩取末，然後將黃豆末和凡士林混合裝在小瓶裡。

使用時，先用溫水洗淨皸裂處皮膚，擦乾，用藥膏將裂口處填平。然後用紗布將傷口覆蓋並包紮好。每隔 3 天換藥一次，一般換藥 2 ～ 4 次即可痊癒。為了避免碰觸傷口，可以在工作的時候戴上手套，加快藥效吸收。

中醫認為，黃豆味甘、性平，可以潤燥消炎。黃豆與凡士林混成的藥膏也有祛風潤膚之功能，對手部、足部皮膚乾燥、脫屑、皸裂、疼痛，有很好的療效。

貼心小提醒：

＊ 平時早晚用熱水浸泡患處，再塗上油脂類的護膚霜，工作時注意手部的保暖。

＊ 忌用鹼性肥皂，不要接觸石灰、水泥、清潔劑等物質。

＊ 多吃豬肝、豬皮、羊肉、魚肝油之類含油脂多的食品。

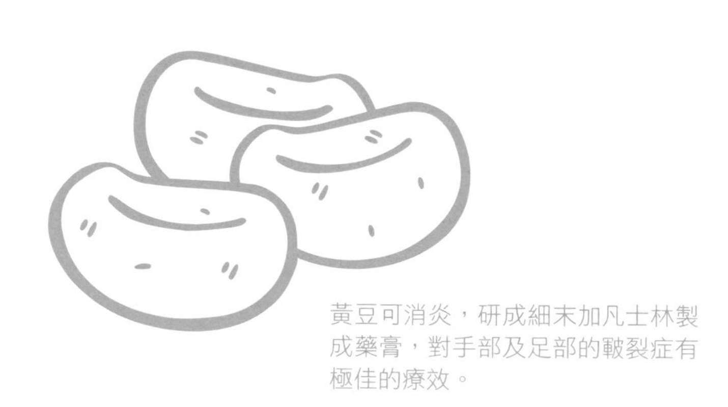

黃豆可消炎，研成細末加凡士林製成藥膏，對手部及足部的皸裂症有極佳的療效。

痛風：天天吃紅蘿蔔

「痛風」已經逐漸成為現代人的一種常見病，並且呈現年輕化的趨勢。痛風往往發病突然，每次發病通常在數天到幾個月不等，如果痛風出現在手指關節，對人的傷害就更大了，因為手指上的神經最多，所以人體感受到的痛感也最強烈，而且手一旦受到傷害，會嚴重影響日常生活。

導致痛風的直接原因是嘌呤代謝紊亂，促進嘌呤合成與分解的相應酶發生了合成異常，從而影響了嘌呤的代謝。痛風患者都具有高尿酸這一現象，而尿酸又會形成結晶沉積在骨關節處形成痛風，所以，如果想要治療痛風，最根本的方法就是從多吃蔬菜、水果等鹼性食物、少吃肉類、蛋類等酸性食物以及火鍋、海鮮等高嘌呤食物入手，從而達到平衡身體的酸鹼度，減少尿酸形成結晶沉積在骨關節處的目的。

症狀：手指某處或多處關節腫脹，疼痛無比。

實用小妙方：早飯前、晚飯後 各吃一次紅蘿蔔

做法：每天早飯前和晚飯後各吃 400 克左右的紅蘿蔔，生吃即可。

紅蘿蔔是一種強鹼性食品，並且不含嘌呤，自古以來就是醫書中記載的有利於治療關節痛風的特效藥物。多年來，患有痛風的人都利用其「行風祛邪」的特性，對症治療關節痛風。即使是未患痛風的人，經常食用它也能夠抵禦風寒的入侵。

紅蘿蔔中含有大量的活性酶，包括觸酶、糖化酶、澱粉酶、肝酶等，可以彌補痛風患者自身產生酶不足的缺陷，重新有效地幫助嘌呤完成代謝。而其所提供的肽核酸能夠和痛風產生的結晶發生化學反應，把結晶分解為水、二氧化碳以及可溶性的鹽重新排出體外。

所有的蔬菜、水果都是鹼性食品，能夠減少尿酸的形成，破壞引起痛風的酸性環境。而與其他鹼性蔬菜不同的是，紅蘿蔔還富含一種維生素 K，能夠阻止尿酸鹽的結晶在關節上沉積，從而有效地遏止痛風患者骨節變形，所以對痛風患者來説，胡蘿蔔是一種首選的健康食物。若想變化花樣也可榨成紅蘿蔔汁喝。

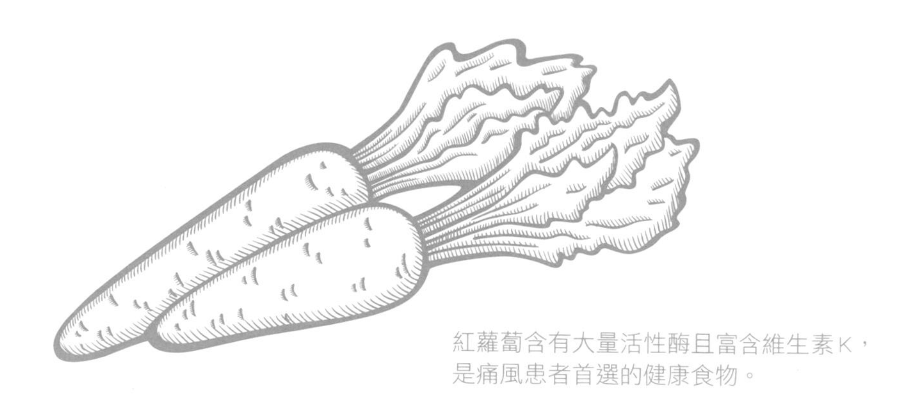

紅蘿蔔含有大量活性酶且富含維生素K，
是痛風患者首選的健康食物。

凍瘡：雙手浸泡茄柄水

有些人一到冬天手上就會出現凍瘡，凍瘡部位忽而疼痛，忽而灼熱，忽而又發癢，讓人難受。在外觀上，凍瘡又直接導致手指紅腫，往往會使手指粗得像個小胡蘿蔔。長了凍瘡的手指如果突然進入溫暖的室內，會變得奇癢無比，這時有人往往忍不住去抓，但無論怎麼抓也無法解癢，一旦抓破則會使創口化膿、結痂，長時間留下瘢痕。

手指出現凍瘡是由於手指長期暴露於低溫和潮溼的環境之下，加上出汗、缺乏運動等原因而引起的手指末梢血液循環不好，局部毛細血管淤血的紅斑性炎症，使得氧和營養不足而發生的組織損傷。

在凍瘡剛形成時，手指的末端局部會由於血管麻痹造成擴張和充血，此時就會出現紅腫、灼熱以及痛癢的症狀。婦女、兒童、老人因為抵抗力較弱，淤血形成後自身不能很好地化散，所以出現凍瘡的機率比較高。凍瘡一般具有復發性，等到開春後，隨著天氣轉暖凍瘡就會消失，但是到下一個冬季來臨時，去年同樣部位的凍瘡又會出現。

症狀：手指因遇到寒冷環境被凍傷而出現紅腫，患者感到疼痛、灼熱、發癢難耐。

實用小妙方：乾茄子柄加水煮沸 浸泡雙手

做法：乾茄子柄 150 克放入鍋裡，加適量的水煮到水沸騰，然後燜 15 分鐘。把適量水倒在洗臉盆中，放到水溫涼時，將雙手浸泡在水中。

如果水變涼了就再加一點鍋裡的熱茄子水，每天浸泡 20 分鐘，然後用乾毛巾擦乾。1 ～ 2 周就能見效。

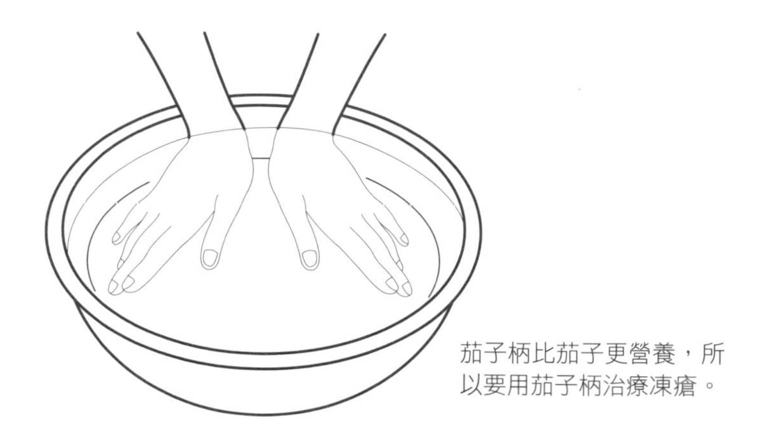

茄子柄比茄子更營養，所以要用茄子柄治療凍瘡。

茄子具有祛風、涼血、消腫、收斂的藥效。茄子柄比茄子更有營養，在藥效上來説，茄子柄的藥效也比茄子本身更強，所以我們用茄子柄而不是茄子來治療凍瘡。

貼心小提醒：

* 有幾種行為是在凍瘡發作期間必須要避免的，包括用火烤凍瘡、用熱水燙凍瘡、用冰水接觸凍瘡處、大量飲酒，手指進行複雜工作如編織、彈琴等，這些都會加重凍瘡病症，更加難以治癒。

* 如果凍瘡拖太久未治療，在紅腫的手指上已經出現了潰爛，就不能再用茄子水進行浸泡了，同時也要停止一切外用藥，及時就醫治療，以防止感染後引發其他疾病。

燙傷：速塗抹雞蛋油

燙傷是生活中常見的外傷，多數人都有被開水或被一些高溫物體燙傷的經驗。高溫的水蒸氣也會對皮膚造成燙傷，而且因為水蒸氣的溫度往往高於熱水，所以水蒸氣對人造成的傷害比熱水更大，產生的疼痛感也更強烈。

症狀：因水蒸氣導致的手指燙傷，皮膚紅腫，疼痛明顯。

實用小妙方：熟蛋黃炒出雞蛋油 塗抹傷處

做法：取 2 個雞蛋煮熟，稍冷後取出蛋黃，放入乾燥的鍋中，不需加油，輕輕翻動蛋黃，持續加熱，炒到蛋黃變焦，取滲出的雞蛋油，冷卻後塗抹在燙傷處，最好再裹上乾淨的紗布。

《證治準繩・瘍醫》中稱，用雞子（中醫稱雞蛋黃為雞子）、粉錫、夜明砂外敷，可治療燙傷、火傷。方法是先將雞子煮熟，於鍋內炒為油狀，將粉錫、夜明砂二味研為末，加入雞子黃油內，以香油調後敷傷面即可。《本草綱目》亦有載，單用雞蛋油治療局部皮膚溼疹也有效，尤其是嬰幼兒皮膚溼疹。因為幼兒皮膚比較嬌嫩，藥物選擇要較慎重，使用雞蛋油外敷既安全又有效。

雞蛋油具有消腫止痛、促進皮膚組織再生、保護皮膚、促進皮膚癒合的作用，可以治療日常燙傷，尤其是水蒸氣的燙傷。還能用來治療多種疾病，如痔瘡、溼疹、中耳炎等。在皮下組織被燙傷後，局部傷處可能會出現乾裂，這是細胞脱水造成的，而雞蛋油具有阻止乾裂擴大的作用，並為皮膚組織的再生提供適宜的環境。雞蛋油對一般性的輕度小面積燙傷治癒速度很快，而且大致不會留下痕跡。

燙傷分為一度燙傷、二度燙傷和三度燙傷。一度燙傷即一般皮膚紅腫疼痛的燙傷，二度燙傷會出現水泡，而三度燙傷則會把皮膚燒焦。如果出現二度燙傷和三度燙傷，要趕快去醫院治療。

貼心小提醒：

* 在燙傷剛發生時，用涼水沖洗是非常必要的步驟，塗抹些牙膏也有一定的作用。但是切記不要尚未用涼水沖洗燙傷處就直接塗抹牙膏，因為牙膏會把皮膚和空氣隔離開，使得皮膚上存留的熱氣無法向外散發，會加深燙傷的程度。
* 抹完雞蛋油的手，不要再接觸水等其他液體，此時最好能裹上紗布，保持燙傷處的清潔與乾燥，讓手得到充分的休息。
* 在每次塗抹雞蛋油時，都應當再換一塊新的紗布。

昆蟲螫傷：醋或肥皂水沖傷口

夏天衣服穿得單薄，裸露在外的皮膚也比較多，所以，被蟲螫傷的事情時有發生，其中，最為常見的就是被蜜蜂、隱翅蟲、黃蜂（馬蜂）、螞蟻等昆蟲螫傷、咬傷。這主要是因為昆蟲毒液會引發過敏反應，導致紅腫、痛癢甚至流膿等症狀。症狀的輕重，一是取決於被螫咬的次數和部位；二是取決於個人體質對毒素的敏感度；三則取決於是否在第一時間採取正確有效的措施。

症狀：昆蟲螫傷引起的紅腫、疼痛、化膿等。

實用小妙方 1：醋或肥皂水沖洗傷口

做法：依據毒液的性質，用食醋或肥皂水沖洗傷口。

被蜜蜂螫傷後，蜜蜂會把毒針留在皮膚內，此時儘量不要擠，應看準毒針的位置，小心將其拔下來，或用膠布等東西把它粘下來，然後再用鹼性的水洗，例如肥皂水、蘇打水等。因為蜜蜂的毒液是酸性的，用鹼性物質清洗能中和其毒性。千萬不要拚命擠傷口，這樣會讓毒液順著血液擴散，導致傷口周圍出現腫脹。如果被螫後感覺疼痛難耐，可以用冰塊敷一下，因為冰塊有鎮痛消炎的作用。

但並非所有的毒蟲螫傷、咬傷都可以用肥皂水來處理，需視螫傷你的毒蟲的毒液是什麼性質。如蜜蜂和隱翅蟲、螞蟻的毒液是酸性，所以可以用肥皂水清洗，而黃蜂的毒液是鹼性的，清洗時要用食醋、3% 硼酸或 1% 醋酸等沖洗，才能中和毒液。

實用小妙方 2：馬齒莧、夏枯草取汁塗抹傷處

做法：用新鮮馬齒莧擠水塗擦患處，或用夏枯草煎水塗擦。

如果想讓傷口好得快些，用新鮮馬齒莧擠點汁水塗在傷口上就行了。中醫認為，馬齒莧性寒、味甘、酸，能清熱解毒、利水祛溼、散血消腫、除塵殺菌、消炎止痛、止血涼血。新鮮馬齒莧取汁水塗擦，具有收溼止癢、清熱消腫的作用。以夏枯草煎煮後的汁液塗抹患處，也有同樣效果。夏枯草性寒、味苦、辛，能清火明目、散結消腫。

貼心小提醒：

＊ 遇到蜜蜂、黃蜂等昆蟲，一定要注意躲避，儘量不要拍打或揮趕。如果發現隱翅蟲停留在皮膚上，千萬不要一掌將它拍死，因為這會讓它的強酸性毒液正好注入你的體內，這時候，一口氣把它吹走才是最安全的方法。

＊ 最需要提醒的一點是，一、兩隻毒蟲的毒性很小，所以我們自己用小妙方就能搞定，而很多毒液聚集在一起時，也許會造成很嚴重的後果，甚至危及生命。所以如果被大量毒蟲螫傷、咬傷，千萬不能盲目在家自行處理，而應第一時間到醫院請專業醫生診治。

第九章
解決下肢、足部疼痛小妙方

擦、割、切傷：急救有幫手

幾乎每個人都有割破手指或者碰破膝蓋的經歷，如果流血不多，創傷不大，一般人不會特別在意，貼個 OK 繃就可以了。但是如果手邊沒有 OK 繃，有什麼辦法可以快速止血並且促進傷口快速癒合呢？

當我們受傷時，第一就是要止血。擦傷可能流血會比較緩慢，但如果不慎被尖銳的利器割傷或刺傷時，傷口可能流血不止，此時千萬不要慌張，應保持沉著冷靜，立刻想辦法止血。等傷口不再流血後，我們要做的就是保護傷口不受細菌感染，促進皮膚癒合。事實上，家庭中就有一些常用小物，可以在緊急時派上用場。

症狀：擦傷、割傷、切傷等傷口出血，傷口疼痛。

實用小妙方 1：（止血）水沖傷口 抬高患部

做法：用流水沖洗傷口，然後纏上紗布或者衛生紙，記得纏緊一些，然後把患部置於比心臟高的部位，這樣血就不流了。

實用小妙方 2：（止血）茶葉碾碎抹傷口、新鮮蘆薈貼傷口

做法：取喝剩下的茶葉，碾碎塗抹於傷口處，或用新鮮蘆薈去皮，然後貼在傷口上並固定，這樣可以有效止血。

茶葉中含有較多鞣酸，對於細胞修復有較好的促進作用，泡過的茶葉會充分溶出這一物質，所以效果比較好。切記不要使用隔夜茶，因為

它可能會滋生細菌和亞硝酸鹽，會汙染傷口，所以建議用剛剛泡過的茶葉塗抹傷口，或直接將傷口浸泡在茶杯中。

蘆薈的葉片中含有豐富的凝膠狀液體，能夠減緩血液湧出的速度，同時，液體裡的蘆薈素能促進傷口癒合、刺激細胞生長、縮小傷口，從而達到止血的作用。

實用小妙方 3：（癒合傷口）蘆薈汁液塗抹傷口

做法：用蘆薈的汁液塗抹已經不流血的傷口，每天 3 次，一般 3 ～ 7 天就能使傷口癒合。

蘆薈，不僅可以止血，它還有出色的細胞修復功能，可幫助傷口癒合，且不會留下瘢痕。

實用小妙方 4：（癒合傷口）蛋膜貼傷口

做法：打開一個生雞蛋，小心撕下緊貼著蛋殼的那層膜，用有蛋清的一面貼在經過清洗和止血處理的傷口上，輕輕擠出膜與皮膚之間的空氣，使之緊密貼合，每天 1 ～ 2 次，傷口很快能癒合。

雞蛋膜也是治療小傷口的好東西。它是接近生理狀態的生物半透膜，有像 OK 繃一樣的保護與透氣作用。另外，新鮮的蛋清中含有溶菌酶，有殺菌作用，其營養成分也可以促進傷口組織的生長和癒合。記住，這個雞蛋膜每天要更換 1～2 次，讓它留在傷口處，幾天後傷口就完全癒合了。需要注意的是，一定要用新鮮的雞蛋膜，已經放乾的就沒有用了。

實用小妙方 5：（癒合傷口）大蒜膜貼傷口

做法：取一瓣大蒜，剝開外皮後，就能看到一層透明的薄膜包裹在蒜肉上。撕下這層膜，像貼雞蛋膜那樣，用緊貼蒜肉的那面貼在經過清洗和止血處理的傷口上，同樣可以促進傷口癒合。

大蒜膜中所含的大蒜素成分能殺菌消毒，薄膜也能像雞蛋膜一樣，具有保護傷口的作用。

貼心小提醒：

* 傷口止血後就可以把包紮物丟掉了，讓傷口暴露在空氣中，反而恢復得更快。
* 如果傷口比較大，還是要做一些包紮處理並每天更換紗布，以免傷口感染化膿。
* 如果傷口很深，有可能傷到神經或者骨頭時，則需要馬上進行簡單的沖洗與包紮，趕緊就醫。

腳踝扭傷：杞骨根莖藥液泡腳

很多女孩為了漂亮，腳下的高跟鞋越來越高，鞋跟越來越細，男孩子們也不甘示弱，紛紛在鞋裡墊起了增高墊，確實達到了美麗、瀟灑的效果，卻給自己的健康埋下了隱憂。因為鞋跟太高導致重心不穩，在行走或者上下樓梯時，很可能會引起腳踝關節扭傷。一般來說，如果是自己活動時造成的扭傷，大多是軟組織損傷，雖然疼痛劇烈但可以自己醫治，平常懂些腳踝扭傷的急救常識不可少。

很多人發生扭傷後的第一個反應，就是貼上一塊止痛貼布，這種方法極不可取。因為止痛貼布的活血作用會使傷處的血液循環加快，反而會加重傷處的腫脹反應，所以扭傷後的 24 小時內禁止使用止痛貼布，而應該立即採用冷敷或冰敷的辦法，用毛巾沾冷水或用冰袋敷在患處，並抬高患肢，使患處的毛細血管受冷收縮，達到消腫止痛的作用。等到 24 小時之後，再用止痛貼布來活血化瘀。

但是，如果腳踝扭傷已經超過 24 小時，就要熱敷，以改善患處血液和淋巴液循環，加快局部組織對患處淤血和滲出液的吸收。除此之外，對於稍微嚴重的腳踝扭傷還可用「藥物熏洗法」，對緩解腳踝扭傷後引起的疼痛，療效非常顯著。

症狀：因腳踝扭傷，在腳踝處出現淤血、腫脹和疼痛，造成踝關節韌帶拉傷，重則會造成踝關節韌帶斷裂，發生骨折。

實用小妙方：熬煮杞骨根莖藥液 浸泡傷處

做法：1. 準備新鮮杞骨根莖 1000 克，用刀砍成小塊後，放到 5000 毫升的水中加以熬煮。

2. 水沸騰後，繼續熬煮半小時至 1 小時，然後倒入木桶或能浸泡患處的容器中，待水稍涼，將受傷的腳踝浸泡在藥液中，並用棉布或其他東西將桶口蓋住，防止藥液蒸氣外散。

3. 慢慢在水中活動受傷的踝關節，使藥液充分浸泡患處。如此浸泡 20 ～ 30 分鐘，每天熏洗 1 ～ 2 次，直至痊癒。

杞骨又叫貓公刺、六角茶，是一種常見中草藥，可以在中藥店買到。浸泡患處時，切勿直接將腳放入熱水中，要等藥液的溫度降至人體所能承受的標準，以免燙傷。

如果一時買不到新鮮杞骨，也可以在腳踝扭傷 48 小時之後，加熱食醋來浸泡患處，每次浸泡 15 分鐘，每天浸泡 2 ～ 3 次，也有修復腳踝受損組織的作用。但是，這種方法只適用於傷勢較輕的腳踝扭傷。如果在扭傷後出現腳踝劇痛，扭傷時有聲響，受傷後腳踝處迅速腫脹，不能站立或行走時，一般是骨折的表現，應馬上就醫。

風溼性關節炎：茴香粗鹽包熱敷

風溼性關節炎是一種臨床中常見的急性或慢性結締組織炎症，屬於中醫學的「痹症」範疇，多發作於膝、踝、肩、肘、腕等身體大關節，一般是固定在 1 ～ 2 個關節發病，但有時會出現幾個關節同時發病，或者由一個關節疼痛轉移到另一個關節的情況，發病時疼痛時間不長，一般會在幾天之內消退。如果影響到心臟，有可能引發心肌炎或者心臟瓣膜病變，還有可能危及生命。

症狀：因風溼性關節炎引起的下肢關節紅腫、灼熱、劇痛、關節活動受限等症狀。

實用小妙方：小茴香＋粗鹽 炒熱裝袋熱敷

做法：250 克小茴香和 250 克粗鹽，按 1：1 比例，放鍋中小火翻炒，等感覺鹽較熱，且小茴香開始變色時，將兩者倒入布袋裝好。

將裝了小茴香及粗鹽的袋子敷在關節疼痛的位置，採用運動熱敷的方法在疼痛處遊走，涼了再換，重複數次。這個布袋裡的小茴香也可以多次使用，只要使用之前將布袋放在微波爐裡加熱一下，就可以了。

提到小茴香，可能很多人並不陌生。茴香又稱「茴香籽」，是廚房常見的一種調味品，除了有食用價值外，還有藥用功效。中醫認為，茴香味辛、性溫，入腎、膀胱、胃經，很久以前就被人用來治病，在《中國藥典》中就記載，茴香能促進骨髓細胞成熟，可以健胃、散寒、行氣、止痛，是家庭常備的靈丹妙藥。

這個「茴香粗鹽包」還可治療腰痛、經痛、不明原因的腹痛等，都有很好的鎮痛效果。製作「茴香粗鹽包」的鹽必須用粗鹽，不能用平常吃的精鹽，這樣保溫的時間更長，更有效果。

貼心小提醒：

＊ 除了以「茴香粗鹽包」熱敷來緩解腿部關節疼痛外，還可以採用溫水浴法：每天將患病的關節或整個肢體在溫水中浸泡 20 分鐘，也可有效緩解病痛。

＊ 平常多注意防寒保暖，不要長時間待在寒冷潮溼的地方。如果居住的地方比較潮溼，可以用石灰撒在房間牆腳處，或將報紙鋪在房間地板和桌子上，以此來吸收潮氣。

＊ 被褥要勤加晾曬。

＊ 夏天運動出汗後，不能馬上用冷水沖澡。

退化性關節炎：按摩、運動DIY

每次看到電視裡的訪談節目，都可以看見女主持人優雅地在沙發上蹺腿而坐，一條腿斜斜地搭在另一條腿的膝蓋上，再微微地歪向一旁，看上去十分端莊美麗。殊不知，在這美麗的坐姿背後，卻隱藏著疾病和疼痛的導火線。

長期蹺腿會使一隻腳長期受另一隻腳的壓力，導致膝蓋上腔退化磨損，出現退化性關節炎，發生膝蓋痛的症狀；其次，蹺腿會導致腰椎和脊椎異常，改變腰椎和脊椎的角度，使臀部和大腿間的關節位置一高一低，甚至使骨盆位置偏離，引發腰痛、下背痛的連鎖反應；同時，因為蹺腿要兩腿交疊，翹起的腳向內縮，可能導致該腿韌帶肥厚發炎，甚至出現「O 型腿」；最後，蹺腿可能會因為雙腿夾得過緊，而導致大腿內側及生殖器周圍溫度升高，破壞精子的生存環境，影響生育功能。所以，蹺腿危害多多，一定要儘早改變這一習慣。

症狀：因長期蹺腿而導致的膝蓋疼痛、腫脹。

實用小妙方：按摩、推拿＋運動

做法：1. 按摩法：平坐床上，用雙手手掌緊貼髕骨（膝蓋骨）上方，按順時針或逆時針方向進行圓周狀按摩，力度由輕到重，按摩 2 ～ 3 分鐘。

2. 揉搓法：端坐凳子上，將兩手掌心搓熱，分別置於一邊膝關節內外（左右）側，在膝蓋上快速揉搓 10 ～ 20 次，兩邊膝蓋都要做。

3. 屈伸法：仰臥床上，將兩腿伸直，用兩腿的膝關節同時做一屈一伸的動作，保持運動 3～5 分鐘。

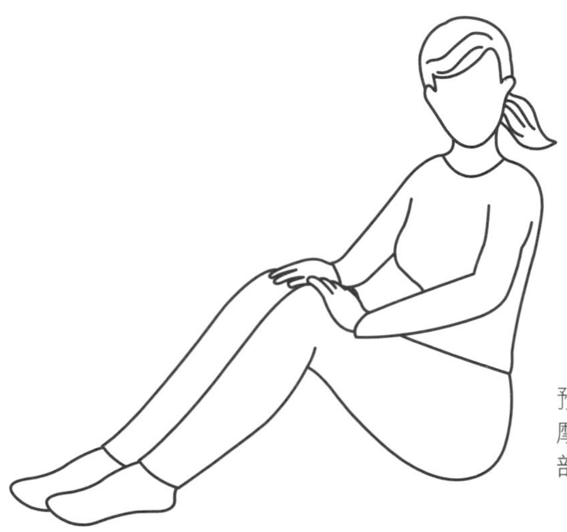

預防退化性關節炎，平時要多按摩、熱敷膝關節處，並做一些腿部的伸展運動。

貼心小提醒：

* 一定要改變蹺腿的習慣，如果一時不能改變，也要注意左右腿交替蹺，連續蹺腿的時間不能超過 30 分鐘。
* 如果蹺腿時膝蓋疼痛，可以在膝蓋下墊一塊軟墊或者一小塊毛巾，以減輕疼痛。如果疼痛持續不減，或者走路時出現輕微的「長短腿」現象，應趕快到醫院就診。

坐骨神經痛：適度運動解疼痛

「坐骨神經痛」又稱「坐骨神經炎」，是指沿坐骨神經通路及其分布的疼痛。尤其是臀部、大腿後側、小腿後外側和足外側，這些坐骨神經的主要分布區疼痛明顯。
有的人患坐骨神經痛後，經常不由自主地採取一些特殊的減痛姿勢，如躺臥時，身體向健康側側臥；坐時用健康側的臀部著力；站立時身體重心向健康側偏移等，這樣雖然可以在一定程度上減輕患病的疼痛，但長此以往，會造成患者脊柱向病變側側彎，病上加病。

症狀：患者腰部、臀部疼痛，並向股後、小腿後外側、足外側放射，彎腰、咳嗽或者活動下肢時疼痛加劇，出現鈍痛、刺痛或燒灼感疼痛，疼痛具有持續性和陣發性的特點，常在夜間加劇，休息可減輕。

實用小妙方：坐、臥、站立 3 種運動交替做

做法：1. 取仰臥位，將雙腿交替屈伸，再輪流伸直雙腿。然後向上交替抬腿。一般來說，健康側下肢可抬至與床成 90°角，而患側下肢向上抬的幅度較小。

2. 坐在床邊或椅邊，將雙腿伸直，使腳跟著地，腳尖翹起。然後將雙手平放在大腿上，慢慢向前彎腰，同時雙手向腳尖推去，幅度以身體能做到的最大限度為宜。

3. 保持站立，雙手叉腰，將左右腿輪流向前抬起，然後將兩腿儘量分開站立，彎曲左右膝關節，使身體呈弓形下蹲。

由於坐骨神經痛的疼痛範圍較大，無論是主動還是被動的運動，都會給病人帶來疼痛的感覺。但並不能因為疼痛就減少活動，而應該量力而為進行鍛鍊，如慢跑、散步、體操等，如果因為怕痛而不動，那永遠沒有痊癒的可能。

貼心小提醒：

* 患有坐骨神經痛的病人要注意飲食，少量飲酒對該病有益，但最多不宜超過 50 毫升，否則對該病不利。

* 戒菸，以免菸中的有害物質對坐骨神經造成二度傷害。

* 平常多吃維生素，尤其是維生素 B 群和纖維素，如牛奶、雜糧、胡蘿蔔、核桃、松子等，可促進神經代謝。

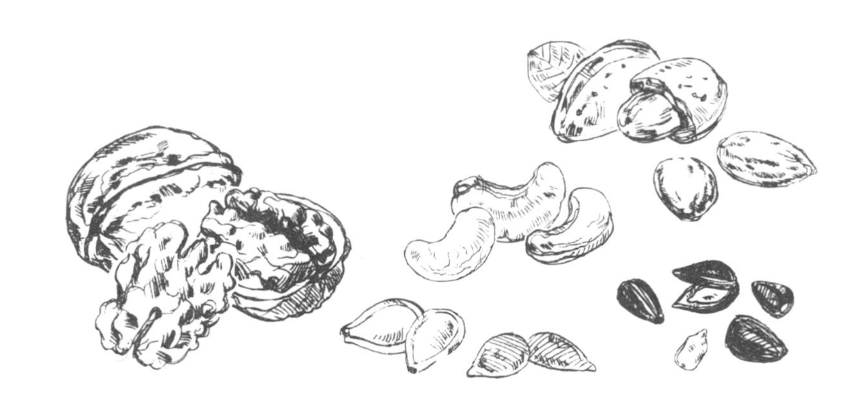

靜脈血栓：踮踮腳尖動一動

《黃帝內經》曾說「久坐傷肉」，尤其是長時間坐車或是坐飛機的經濟艙，可供人體活動的範圍很小，還要長時間坐著不動，保持同一種姿勢，會使周身氣血運行減緩，降低全身的血流速度，造成自發性腿肚子痛、腿部腫脹、局部發熱、行走痛、不能行走等症狀。如果沒有及時治療，還會造成下肢靜脈閉塞，破壞靜脈瓣膜，誘發肺栓塞，嚴重的甚至會引發生命危險。

醫學上，將這種因乘坐飛機旅行，導致雙下肢靜脈血液淤積形成血栓，下飛機後血栓脫落，隨血流經右心室到達肺動脈，阻塞肺動脈而形成「肺栓塞」的病症叫做「靜脈血栓症」，也稱「經濟艙綜合症」。美國前總統尼克森在 1974 年由於訪問需要，經常長時間乘飛機往返於奧地利、中東、埃及等地，結果因久坐飛機，引發左腿深度靜脈血栓，差點危及生命。這種病雖然在長時間的飛機、火車旅行中最為常見，但並不是說不出門旅行就沒有患病的風險。事實上，這種病症在中國還有一個名字，叫「麻將綜合症」，因為在麻將桌上發作率最高。

症狀：長時間久坐造成的腿部腫脹、疼痛。

實用小妙方：踮腳尖抬後跟 讓血液流通

做法：站在走道上或者座位旁邊，踮起腳尖，抬起後跟，每次動作持續幾秒，抬放 10 ～ 15 次，每隔 1 ～ 2 小時活動一次。

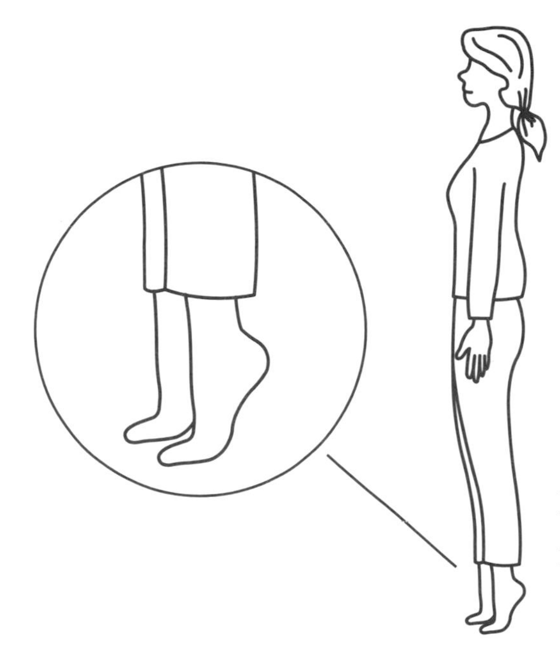

長時間坐車或飛機時，每隔一、兩個小時做做踮腳運動，讓血液流通，可避免靜脈血栓。

長途旅行時不要久坐，儘量多活動，如果因為人多不方便行走，可以每隔一、兩個小時「踮踮腳尖」，讓血液流通，這個動作可以迫使腿部肌肉收縮，把血液壓向靜脈，避免血栓的發生。

貼心小提醒：

＊ 旅行中儘量不要喝酒或長睡，可以多喝水或檸檬類飲品，每小時喝 500 毫升，促進血液循環。

＊ 搭飛機或坐長途車時，不要穿緊身衣褲，衣服儘量保持寬鬆，或者穿專門的醫用彈力襪。

＊ 一旦發現腿部出現腫脹、疼痛、小腿痛、腿上皮膚發熱、變色，並且出現呼吸急促或深呼吸時疼痛等症狀時，應及時到醫院血管外科檢查。

靜脈曲張：加強腿部運動

下肢靜脈曲張是一種常見病症，尤其是在一些從事長期站立工作者或是上了年紀的老人身上，可以看到在他們的腿部有高出皮膚的彎曲的表淺靜脈血管，呈團狀或結節狀，像蚯蚓一樣蜿蜒在腿部，所以又稱之為「蚯蚓腿」。不僅如此，一旦患上靜脈曲張，還會使小腿的顏色變深，腿部疼痛，嚴重的還會出現腿部皮膚發炎、潰爛、出血、足部水腫、夜間抽筋及小腿酸脹、身體易疲勞的症狀，對患者的生理和心理都會產生很大的影響。

靜脈曲張主要的發病原因是：腿部缺乏運動，長時間保持同一姿勢，使下肢血液回流不暢，血液積蓄在下肢，破壞了靜脈瓣膜而產生靜脈壓過高。初期肢體沒有明顯的症狀，既不疼也不癢，一旦發現，就已經晚了，所以對於靜脈曲張來說，預防比治療更重要。而要想緩解靜脈曲張的症狀，加強腿部運動是根本的解決之道。

症狀：腿部有酸脹感，皮膚有色素沉澱、顏色發暗，皮膚有脫屑。足踝水腫、肢體發冷、患肢變細、變粗糙，表層血管像蚯蚓一樣曲張，明顯凸出皮膚曲張呈團狀或結節狀；表皮溫度升高、雙下肢廣泛水腫、患肢疼痛，運動時加劇，有時靜止時疼痛，夜間加重。

實用小妙方：拍打、按摩、踮腳尖

做法：1. 拍打法：坐在較高座位上，將雙腿分開，先用手掌沿大腿和小腿內側循環拍打，再沿大腿外側和小腿外側循環拍打，力度以自己能承受的標準為宜，每次拍打 5 分鐘。如果覺得症狀較嚴重，可以雙手握拳，改為輕捶。

2. 立腳尖：原地直立，雙手叉腰，踮起腳尖，腳跟抬高，到最高點的時候，稍微停頓一下。

3. 按摩法：端坐床上，將下肢伸直，膝下放一個軟枕頭，然後將雙手分放右腿的外踝和內踝部位，雙手一內一外合抱住下肢，然後由下向上進行推拿，3～5分鐘後換腿照做。

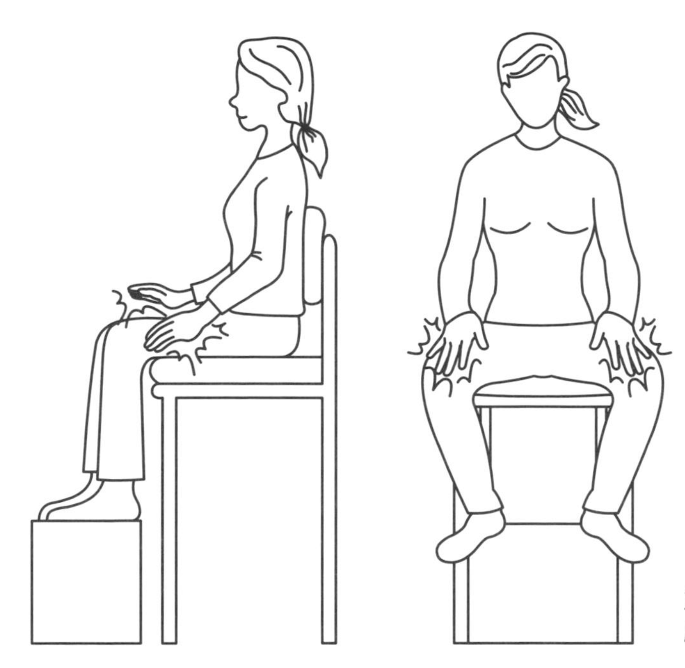

加強腿部運動是預防靜脈曲張的不二法門。

除此以外，還可以每天晚上採取熱水浴法，將患處用溫熱水浸泡 20 分鐘，也可有效緩解靜脈曲張。

腳趾外翻：禁外八、彈著走

「千里之行，始於足下」，一個人腳的健康非常重要，但這個離我們身體最遠的器官同時也是最容易被忽視的器官，常常有病了還不自知。你可以檢查一下自己雙腳，如果發現大腳趾外側腳骨突起，大腳趾過度向外傾斜，使前腳呈現出一個「三角形」的形狀，就是足部最常見的一種畸形一「外翻畸形」，又稱「大腳骨」。

一般在這種病症發作初期，除了足部外觀發生改變外，患者並沒有其他感覺，很容易被忽視，但是繼續發展的話，到了 3、40 歲，足部就會出現疼痛、酸麻、穿鞋困難、行走疼痛，引發囊炎、雞眼、爪形趾等連鎖疾病，尤其是整個足部會變畸形，影響美觀。

導致該病發生的原因主要有 3 個：
1. 遺傳因素，如果一個家族中母親患有大腳骨，子女患病的機率就會增大，而且該病傳女極多，傳男極少。
2. 缺乏鍛鍊，足底肌肉、肌腱力量不平衡，加速足底韌帶老化，導致趾外翻。
3. 長時間穿尖頭鞋或高跟鞋站立行走，也是誘發「大腳骨」的重要原因之一。

症狀：大腳趾左側腳骨突起，大腳趾過度向外傾斜，足部出現疼痛、酸麻、穿鞋困難、行走疼痛等症狀。

實用小妙方：彈著走，禁外八，扳動腳趾矯正趾形

做法：1. 走路時禁止「外八字」，每一步都要腳尖在前。

2. 走路時有意識地腳趾用力，每走一步都要用大腳趾蹬一下地，就像彈簧一樣「彈」著走。

保持這樣的姿勢持續走 200 公尺，可以有效強化腳部肌肉彈性。另外，如果已經出現足部輕微的畸形，大腳趾輕度外翻的情況，可以自己向足內側扳動大腳趾，在大腳趾和第二腳趾之間用棉卷墊起，或者在晚上睡覺的時候，在大腳趾內側縛上一塊直板，矯正趾形，防止外翻加重。

貼心小提醒：

＊ 放棄尖頭鞋、高跟鞋，儘量選擇輕便、柔軟、彈性好、前部寬鬆的鞋子外出，尤其是需要長時間行走或負重時，不要穿高跟鞋，讓腳趾在鞋子裡有一定的活動空間。

＊ 每天晚上用熱水浸泡雙足，改善足部血液循環，緩解足部痙攣。

＊ 如果必須要穿高跟鞋，可以在車內或者辦公室放一雙備用平底鞋，交替穿著，儘量減少穿高跟鞋的時間。

＊ 可以給足部進行簡單的按摩，在足底部、足內側、足趾部，用手指指腹輕柔地旋轉按壓，按摩 3 ～ 5 分鐘。

小撇步，
解決常見惱人的各式疼痛

作　　者　田貴華

發 行 人　程顯灝
總 編 輯　呂增娣
主　　編　徐詩淵
編　　輯　吳雅芳、簡語謙
美術主編　劉錦堂
美術編輯　吳靖玟、劉庭安
行銷總監　呂增慧
資深行銷　吳孟蓉
行銷企劃　羅詠馨

發 行 部　侯莉莉
財 務 部　許麗娟、陳美齡
印　　務　許丁財
出 版 者　四塊玉文創有限公司

總 代 理　三友圖書有限公司
地　　址　106台北市安和路2段213號4樓
電　　話　（02）2377-4155
傳　　真　（02）2377-4355
E－mail　service@sanyau.com.tw
郵政劃撥　05844889 三友圖書有限公司

總 經 銷　大和書報圖書股份有限公司
地　　址　新北市新莊區五工五路2號
電　　話　（02）8990-2588
傳　　真　（02）2299-7900

製　　版　統領電子分色有限公司
印　　刷　鴻海科技印刷股份有限公司

初　　版　2020年4月
定　　價　新台幣250元
ＩＳＢＮ　978-986-5510-13-8（平裝）

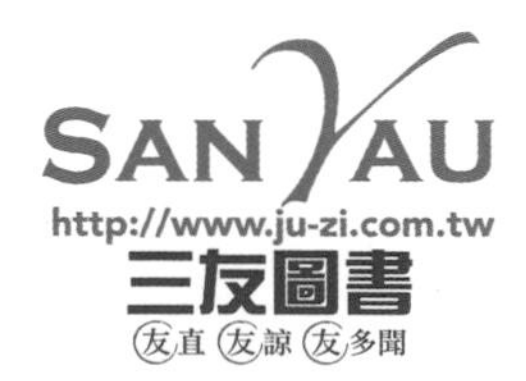

國家圖書館出版品預行編目（CIP）資料

小撇步，解決常見惱人的各式疼痛／田貴華作.
-- 初版. -- 臺北市：四塊玉文創， 2020.04
面；　公分
ISBN 978-986-5510-13-8(平裝)

1.疼痛醫學 2.健康法
415.942　　　109003771